Davy/Ellis
Palliativ pflegen

Verlag Hans Huber
Programmbereich Pflege

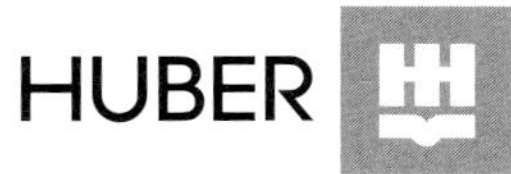

Bücher aus verwandten Sachgebieten

Palliative Care

Ewers/Schaeffer (Hrsg.)
Am Ende des Lebens
Versorgung und Pflege von Menschen in der letzten Lebensphase
2005. ISBN 978-3-456-84203-5

Henkelmann
Palliative Pflegeüberleitung
Koordinierte Pflege von Menschen mit terminalen Erkrankungen
2010. ISBN 978-3-456-84858-7

Houldin
Pflegekonzepte in der onkologischen Pflege
2003. ISBN 978-3-456-83693-5

Käppeli
Zwischen Leiden und Erlösung
1998. ISBN 978-3-456-82977-7

Knipping (Hrsg.)
Lehrbuch Palliative Care
2., durchges. u. korr. Auflage
2007. ISBN 978-3-456-84460-2

Kostrzewa/Gerhard
Hospizliche Altenpflege
Palliative Versorgungskonzepte in Altenpflegeheimen entwickeln, etablieren und evaluieren
2010. ISBN 978-3-456-84809-9

Kostrzewa
Palliative Pflege von Menschen mit Demenz
2., vollst. überarb. u. erw. Auflage
2010. ISBN 978-3-456-84773-3

Kostrzewa/Kutzner
Was wir noch tun können!
Basale Stimulation in der Sterbebegleitung
4., überarb. u. erg. Auflage
2009. ISBN 978-3-456-84693-4

Neuberger
Sterbende unterschiedlicher Glaubensrichtungen pflegen
2., vollst. überarb. u. erg. Auflage
2009. ISBN 978-3-456-84732-0

Pfeffer
«Hier wird immer noch besser gestorben als woanders»
Eine Ethnographie stationärer Hospizarbeit
2005. ISBN 978-3-456-84244-8

Saunders/Baines
Leben mit dem Sterben
1991. ISBN 978-3-456-82080-4

Schnell
Ethik als Schutzbereich
2008. ISBN 978-3-456-84492-3

Schnell (Hrsg.)
Patientenverfügung
2009. ISBN 978-3-456-84722-1

Stevens Barnum
Spiritualität in der Pflege
2002. ISBN 978-3-456-83833-5

Pflegeberatung

Bartholomew
Feindseligkeit unter Pflegenden beenden
2009. ISBN 978-3-456-84783-2

Darley (Hrsg.)
Kommunikationsmanagement
2006. ISBN 978-3-456-84079-6

Davenport
«Giftige» Alte
Schwierige alte Menschen verstehen und konstruktiv mit ihnen umgehen
2009. ISBN 978-3-456-84706-1

Elzer/Sciborski
Kommunikative Kompetenzen in der Pflege
2007. ISBN 978-3-456-84336-0

Johns
Selbstreflexion in der Pflegepraxis
Gemeinsam aus Erfahrungen lernen
2004. ISBN 978-3-456-83935-6

Klug Redman
Patientenedukation
Kurzlehrbuch für Pflege- und Gesundheitsberufe
2., vollst. überarb. Auflage
2009. ISBN 978-3-456-84565-4

Klug Redman
Selbstmanagement chronisch Kranker
2008. ISBN 978-3-456-84503-6

Koch-Straube
Beratung in der Pflege
2., vollst. überarb. Auflage
2008. ISBN 978-3-456-84592-0

London
Informieren, Schulen, Beraten
Praxishandbuch zur Patientenedukation
2., durchges. u. erg. Auflage
2010. ISBN 978-3-456-84772-6

Poser/Schneider (Hrsg.)
Leiten, Lehren und Beraten
Fallorientiertes Lehr- und Arbeitsbuch für Pflegemanager und Pflegepädagogen
2005. ISBN 978-3-456-84207-3

Schwarz
Supervision in der Pflege
2007. ISBN 978-3-456-84335-3

Stefanoni/Alig
Pflegekommunikation
2009. ISBN 978-3-456-84309-4

Stolte
Pflegediagnosen in der Gesundheitsförderung und Patienteneduktation
2011. ISBN 978-3-456-84208-0

Weakland/Herr
Beratung älterer Menschen und ihrer Familien
2. Auflage
1988. ISBN 978-3-456-81750-7

Pflegepraxis

Carr/Mann
Schmerz und Schmerzmanagement
2., vollst. überarb. u. erg. Auflage
2010. ISBN 978-3-456-84729-0

Domenig (Hrsg.)
Transkulturelle Kompetenz
2., vollst. überarb. u. erw. Auflage
2007. ISBN 978-3-456-84256-1Buchholz/Schürenberg

Fitzgerald Miller
Coping fördern – Machtlosigkeit überwinden
Hilfen zur Bewältigung chronischen Krankseins
2003. ISBN 3-456-83522-1

John Davy
Susan Ellis

Palliativ pflegen

Sterbende verstehen, beraten und begleiten

Aus dem Englischen von Heide Börger
Deutschsprachige Ausgabe bearbeitet und herausgegeben von Markus Feuz

3., aktualisierte Auflage

Verlag Hans Huber

John Davy. Beratungs-, Erziehungs- und Gesundheitspsychologe, Associate Fellow der Britisch Psychological Society, London

Susan Ellis. Fachpflegende für Palliativpflege, Supervisorin, Managerin und Koordinatorin am Saint Francis Hospice im Romford.

Markus Feuz. (Dt. Herausgeber) Dipl. Pflegefachmann HF/HöFa1, Lehrer für Pflegeberufe, MAS Palliative Care. Qualitätsbeauftragter Onko plus, Stiftung für mobile Onkologie- und Palliativpflege.
Gründenstrasse 66
CH-8247 Flurlingen
E-Mail: markus-feuz@swiss-hospice.ch

Lektorat: Jürgen Georg, Eveline Widmer,
Dr. Diana Staudacher
Bearbeitung: Markus Feuz, CH-Flurlingen
Herstellung: Daniel Berger
Titelfoto: Jürgen Georg, Bern
Umschlag: Claude Borer, Basel
Satz: ns prestampa sagl, Castione
Druck und buchbinderische Verarbeitung:
AZ Druck und Datentechnik GmbH, Kempten
Printed in Germany

Bibliographische Information der Deutschen Nationalbibliothek
Die Deutsche Nationalbibliothek verzeichnet diese Publikation in der Deutschen Nationalbibliothek; detaillierte bibliografische Angaben sind im Internet unter http://dnb.d-nb.de abrufbar

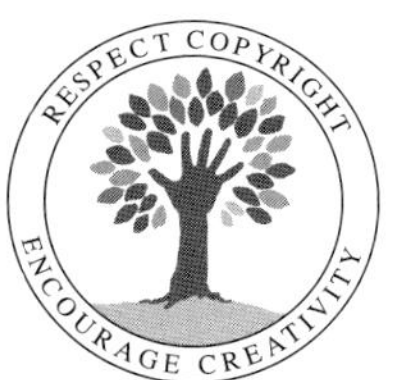

Anregungen und Zuschriften bitte an:
Verlag Hans Huber
Lektorat: Pflege
z. Hd.: Jürgen Georg
Länggass-Strasse 76
CH-3000 Bern 9
Tel: 0041 (0)31 300 45 00
Fax: 0041 (0)31 300 45 93
E-Mail: juergen.georg@hanshuber.com
Internet: www.verlag.hanshuber.com

Das vorliegende Buch ist eine Übersetzung aus dem Englischen.
Der Originaltitel lautet «Counselling Skills in Palliative Care» von John Davy und Susan Ellis.

3., aktualisierte Ausgabe 2010

ISBN-13: 978-3-456-84908-9

Inhaltsverzeichnis

Geleitwort zur 2. deutschen Auflage

Seit dem Erscheinen der 1. deutschen Auflage dieses Buches hat sich das Umfeld in der Palliative Care in weiten Teilen Europas markant verändert. 2003 hat die Ministerkonferenz des Europarates empfohlen, die politischen und gesetzlichen Voraussetzungen zu schaffen, um auf nationaler Ebene einen kohärenten und umfassenden Rahmen für die Palliative Care zu schaffen. Demnach muss Palliative Care integrierter Bestandteil der Gesundheitspläne sein. Diese Empfehlung hat im Zusammenhang mit einer erstarkenden Palliativ- und Hospizbewegung in einigen europäischen Ländern einen «palliativen Schub» ausgelöst. Drei Jahre später sind wir auf unserem Weg vorangekommen, sind aber noch weit vom Ziel eines adäquaten, flächendeckenden Versorgungssystems für Schwerkranke und Sterbende entfernt. In vielen Einrichtungen des Gesundheitswesens und insbesondere in der stationären, akutsomatischen Versorgung ist nach wie vor eine kurative Logik handlungsleitend. Mit der Veränderung der Demografie wird sich mittel- und langfristig auch das Gesundheitswesen verändern müssen. Eine immer älter werdende Bevölkerung stellt uns vor neue Herausforderungen. Wir werden deshalb in der Zukunft vermehrt in Forschung und Entwicklung im Bereich Chronizität und Langzeitabhängigkeit investieren müssen. Die palliative Betreuung der Zukunft verlangt nach Veränderungen in Politik, Gesetzgebung und Gesellschaft, weil sich die gesetzliche Lage nur zögerlich den neuen Erfordernissen hinterher entwickelt.

In vielen Ländern und Regionen Europas wird intensiv an Projekten für eine flächendeckende Palliativversorgung nach den Grundsätzen einer auf die individuelle Bedarfs- und Bedürfnislage der Betroffenen und ihren Familien ausgerichteten Versorgung gearbeitet. Dabei zeigen erste Ergebnisse, dass sich eine starke Verschiebung vom stationären in den ambulanten Versorgungsbereich abzeichnet, weil viele Schwerkranke und Sterbende am Ort ihrer Wahl betreut werden möchten. Interessant dabei ist auch die Beobachtung, dass die Entwicklung einer palliativen Kultur eine große Herausforderung für sämtliche Institutionen in der Regelversorgung darstellt.

Palliative Care ist, wie Davy und Ellis eindrücklich darstellen, interaktions- und kommunikationsintensiv. Dies bedeutet, dass die Umsetzung von Palliative-Care-Konzepten heute und in Zukunft nach einem veränderten und erweiterten Verständnis von Begleitungs-, Organisations- und Finanzierungsverständnis verlangt. Eine Palliative-Care-Kultur, die sich radikal an den Betroffenen orientiert, bedingt einen Haltungswandel auf breiter Ebene im weitesten Sinne. Zusammenfassend schließe ich daraus, dass die Inhalte dieses Buches in einer sich veränderten Landschaft nach wie vor hochaktuell sind.

Markus Feuz

Geleitwort zur 3. Auflage

Als 2003 die deutschsprachige Übersetzung des vorliegenden Buches erstmals aufgelegt wurde, war man sich des zukünftigen Erfolges und der anhaltenden Aktualität der Inhalte wahrscheinlich kaum bewusst. In der Zwischenzeit hat sich Palliative Care auf dem Weg zu einer anerkannten Disziplin weiter entwickelt.

Dennoch gibt es nach wie vor erhebliche regionale Unterschiede in der Versorgungsdichte und -qualität, und es kann immer noch nicht von einem einheitlichen Verständnis von Palliative Care ausgegangen werden.

Im Zusammenhang mit der sich abzeichnenden demografischen Veränderung in der Bevölkerungsstruktur und den damit einhergehenden politisch geplanten Massnahmen in der Gesundheitsversorgung steht Palliative Care einmal mehr vor neuen Herausforderungen. Es gibt bisweilen in vielerlei Hinsicht mehr Fragen als Antworten: Wie werden Palliative Care-Leistungen tariflich erfasst und finanziert? Welche Weiterbildungsnachweise werden für die Zukunft für Professionelle in Palliative Care gefordert? Wie kann eine Palliative Care-Kultur innerhalb des Gesundheitswesens entstehen? Wie können Versorgungsbrüche an Schnittstellen vermieden werden? Welche Palliativversorgung brauchen wir – und benötigen wir überhaupt eine spezialisierte Versorgung?

In allen deutschsprachigen Ländern wird – nicht zuletzt aus Kostengründen – auf das Ziel «ambulant vor stationär» hin gearbeitet. Das Verständnis, Teil einer Behandlungskette zu sein, ist vielerorts vorhanden. Immer mehr Regionen sind mit dem Auf- und Ausbau von mobilen Palliative Care-Teams (MPCT) beschäftigt.

Palliative Care wird zunehmend auch im Praxisumfeld als mehrstufiges Konzept verstanden. Dabei können 80 bis 90 Prozent aller Palliativsituationen von der Regelversorgung betreut werden. 10 bis 20 Prozent sind teilweise oder ganz auf spezialisierte Palliative Care-Teams angewiesen. Diese Entwicklung deckt sich mit dem Wunsch vieler Schwerkranker (und ihrer Familien), bis zum Tod zu Hause versorgt werden zu können.

Der beraterische Aspekt ist in sämtlichen Palliativsituationen zentral. Palliative Care-Teams beraten nicht ausschliesslich Patienten und deren Angehörigen, sondern auch Professionelle und Ehrenamtliche in der Regelversorgung. Das Einschalten eines Palliative Care-Teams setzt allerdings professionelles Verhalten in der Regelversorgung voraus. Es macht deutlich, dass eigene Grenzen anerkannt werden und im Sinne des Patienten und seiner Angehörigen gehandelt wird. Leider zeigt der Praxisalltag noch allzu oft, dass die Anforderung von Unterstützung als ein Zeichen des Versagens gedeutet wird. Die von Davy und Ellis gewählten Fallbeispiele, Erklärungen und Merksätze ermöglichen eine Reflexion der eigenen Praxis und der eigenen Haltung.

1 Einleitung

Fallbeispiel 1

Linda trat unsicher aus der Tür des Krankenhauses und ging wie in Trance zum Parkplatz. Fast eine Stunde saß sie im Auto, ohne den Wagen zu starten. Ihr Gesicht war tränenüberströmt, und sie atmete stoßweise. Immer wieder hörte sie die Worte des Arztes: «Es tut mir wirklich sehr leid, Frau Henry. Ich fürchte, wir können nichts mehr tun.» «Was soll ich bloß machen?», dachte sie immer wieder. «Was sage ich den Kindern? Warum gerade ich, warum unheilbarer Krebs? Verdammt, verdammt, verdammt.»

Im Mittelpunkt dieses Buches steht die Anwendung beraterischer Fähigkeiten durch Gesundheitsfachleute in der Palliative Care. Zunächst skizzieren wir jedoch in diesem Kapitel die Entwicklung der Palliative Care im Vereinigten Königreich seit Beginn der Hospizbewegung und gehen auf die Bedeutung der Begriffe «Pflege im Hospiz» und «Palliative Care» ein, die manchmal etwas unklar sind. Wir machen die LeserInnen mit Problemen vertraut, denen Gesundheitsfachleute, die in einem Hospizteam arbeiten, begegnen, und setzen uns mit wichtigen existenziellen Problemen von Menschen auseinander, die mit lebensbedrohenden Krankheiten zu tun haben. Im letzten Teil des Kapitels stellen wir ein auf die beraterischen Fähigkeiten und unterstützenden Rollen zugeschnittenes konzeptuelles System vor, auf das wir im weiteren Verlauf des Buches immer wieder Bezug nehmen werden. In den nachfolgenden Kapiteln untersuchen wir dann die einzelnen Probleme anhand von Beispielen, die aus verschiedenen Stadien der klinischen Palliation stammen, und geben praxisbezogene Hinweise für die Anwendung der beraterischen Fähigkeiten, die die unterstützenden Rollen der Gesundheitsfachleute in der Palliative Care stärken sollen.

1.1 Was ist Palliative Care?

Aufgrund der rasanten Entwicklung von Medizin und Technologie im letzten Jahrhundert wurden viele tödliche oder zur Invalidität führende Krankheiten in der westlichen Welt praktisch ausgemerzt. In jedem Jahr wird über neue Entdeckungen, Medikamente oder Behandlungsmethoden zur Bekämpfung von Krankheiten berichtet. Menschen, die das Glück haben, in reichen Ländern zu leben, und in den Genuss medizinischer Errungenschaften, besserer Nahrung und besserer öffentlicher Hygiene kommen, haben eine beträchtlich höhere durchschnittliche Lebenserwartung.

Doch immer noch ereilt uns der Tod. Dank der Entdeckung antibiotischer Wirkstoffe konnte die Biomedizin im 20. Jahrhundert akute Erkrankungen und Infektionskrankheiten zwar sehr erfolgreich bekämpfen, dafür sterben wir aber immer häufiger an chronischen und fortschreitenden Krankheiten, wie an verschiedenen Krebsarten, koronaren und Kreislauferkrankungen, verschiedenen Formen der Demenz und anderen degenerativen Erkrankungen. Doch die Entwicklung der Heilbehandlungen wurde von einer exakteren Diagnostik überholt, so dass PatientInnen und Familien heutzutage länger mit dem Wissen leben, von einer unheilbaren und fortschreitenden Krankheit betroffen zu sein.

Manchmal wird die Lage derer, die an einer unheilbaren Krankheit leiden, durch medizinische Errungenschaften sogar noch verschlimmert, nämlich dann, wenn durch die Erforschung neuer Behandlungsmöglichkeiten Hoffnungen geweckt werden, diese Behandlungsmöglichkeiten aber denen, die heute PatientInnen sind, nicht mehr helfen können. Oder wenn es wirksame Behandlungsmöglichkeiten gibt, die aber aus Kostengründen oder anderen Erwägungen nicht zugänglich sind. Die modernen medikamentösen Kombinationstherapien zur Behandlung von HIV/AIDS werden immer wirksamer, sind aber entweder für viele Menschen in den weniger entwickelten Ländern zu teuer oder aber kontraindiziert bei PatientInnen mit einer Krankheit im fortgeschrittenen Stadium, die bereits mit weniger hoch entwickelten Medikamenten behandelt wurden, deren langfristiger Nutzen zweifelhaft bleibt.

Ärzte und andere Personen, die in helfenden und Pflegeberufen tätig sind, stehen vor einer doppelten Herausforderung, wenn sie Menschen helfen wollen, die an fortschreitenden und potenziell tödlichen Krankheiten, wie z. B. Krebs, amyotrophischer Lateralsklerose (ALS) und AIDS, leiden. Was kann also erstens getan werden, um Krankheiten, die zum gegenwärtigen Zeitpunkt nicht behandelbar sind, zu vermeiden oder zu verhüten – mit anderen Worten, um das Leben des Patienten rein quantitativ zu verlängern? Was kann zweitens getan werden, um die Qualität des verbleibenden Lebens der Menschen, die nicht geheilt werden können, zu verbessern, ihr Sterben zu erleichtern und ihre Familien und Freunde zu unterstützen? Die letzte Frage beinhaltet das zentrale Anliegen der Palliative Care.

Manchmal ist es schwierig und sogar ausgesprochen töricht, eine strikte Trennung zwischen Palliative Care und der auf Heilung abzielenden Palliativbehandlung vorzunehmen, da der Verlauf vieler Krankheiten nicht mit absoluter Sicherheit vorausgesagt werden kann. Ein Patient, bei dem Lungenkrebs diagnostiziert wurde, hat vielleicht noch die Hoffnung auf Heilung durch die Behandlung, selbst wenn er weiß, dass sein Überleben langfristig infrage gestellt ist. Einem solchen Patienten können parallel laufende, die Quantität und Qualität des Lebens steigernde Behandlungen helfen. Dabei wird der Behandlungsschwerpunkt den Veränderungen des Krankheitsprozesses angepasst, die entweder in Richtung langfristige oder zeitlich unbegrenzte Remission bzw. Endstadium weisen. Der Unterschied zwischen palliativer Behandlung und anderen Interventionen lässt sich also nicht an verschiedenen Begriffen, sondern an Schwerpunkten und Prioritäten festmachen.

Solche feinen Unterschiede können Verwirrung stiften. Neulinge in der Palliative Care – und natürlich auch die meisten PatientInnen und deren Familien – kennen den Unterschied zwischen den von Fachleuten verwendeten Begriffen «Palliative Care», «Pflege im Hospiz» und «terminale Pflege» nicht genau. Selbst erfahrene Fachleute, die in diesem Bereich arbeiten, sind verschiedener Meinung. Einige Begriffe verweisen auf historische Gegebenheiten in der Entwicklung des jeweiligen Bereiches sowie auf die Philosophie und die Wertvorstellungen der verschiedenen Bereiche (NCHSPCS, 1995).

1.2 Die Entwicklung der Palliative Care

Die «Pflege im Hospiz» basiert auf einer langen Pflegetradition, denn sie geht auf die «hospitallers» [Anm. d. Übers.: Hospitaliter-Ordensgemeinschaften, die sich der Krankenpflege widmen] der mittelalterlichen europäischen Traditionen zurück, die den durchreisenden Pilgern Pflege und Rast – Gastlichkeit – anboten. Die ersten Pioniere der Palliative Care in Großbritannien, wie z. B. Cicely Saunders, wählten diese Bezeichnung mit Bedacht aus. Sie verstanden darunter eine Beziehung, in der Pflege (nicht nur medizinische Behandlung) ohne jede Bedingung und ohne Einflussnahme auf das Ziel des Reisenden gewährt wird. Es geht darum, die Reise des Patienten zu respektieren und zu unterstützen, und nicht darum, dass der Patient sich die Ziele der Einrichtung zu Eigen macht. Der Begriff beinhaltet implizit auch die Vorstellung von einer Reise durch das Leben und möglicherweise über den Tod hinaus, einer Reise, die ein Ziel und einen Sinn hat. Diese Vorstellung ist nicht in konventionelle religiöse Begriffe gekleidet, aber sie deutet zweifellos an, dass die Pflege der Seele ebenso ernst genommen wird wie die Pflege des Körpers.

In Großbritannien wurde die moderne Hospizbewegung in den 1960er Jahren zunächst außerhalb des staatlichen Gesundheitsdienstes von Saunders und Gleichgesinnten entwickelt, die der Ansicht waren, dass es in den vorhandenen Einrichtungen des staatlichen Gesundheitsdienstes einzig und allein darum ging, Krankheitsprozesse mit medizinischen Maßnahmen zum Stillstand zu bringen oder zu heilen, wobei der Tod meistens negativ als Misserfolg der Behandlung bewertet wurde. Cicely Saunders schrieb im Jahre 1957 erstmalig über die Pflege sterbender Menschen, und ein Jahrzehnt später wurde in London das erste Hospiz, St Christopher's, eröffnet. Die Hospize waren, getrennt von Krankenhäusern und Krebsstationen, in separaten Gebäuden untergebracht. Sie hatten ihr eigenes Personal, bestehend aus Pflegeteams, TherapeutInnen, Geistlichen, SozialarbeiterInnen und ÄrztInnen. In ihrem Bemühen, das Sterben und den Tod von der Medizin und den Fachleuten zu trennen, nahmen die ersten Hospize gern die freiwillige Hilfe von Gemeindemitgliedern an. Der Kampf um das finanzielle Überleben spielte für diese Hospize wohl auch eine Rolle bei ihrer Entscheidung, diese kostenlose Hilfe in Anspruch zu nehmen.

Die Pflege war in erster Linie für KrebspatientInnen mit kurzer Lebenserwartung gedacht und hatte zum Ziel, den Patienten als Menschen und nicht als Problem zu behandeln. Der Tod wurde als Ereignis oder Prozess gesehen, den es zu unterstützen und sogar zu begrüßen galt, und nicht als Feind, der um jeden Preis bekämpft werden musste. Medizinische Behandlungen wurden zwar zur Linderung und Beseitigung quälender Symptome eingesetzt, sie waren jedoch dem allgemeinen Pflegeansatz untergeordnet. Es war das Anliegen der Hospize, eine sichere und unterstützende Umgebung sowie Möglichkeiten zum Reden, Zuhören und Nachdenken zu schaffen und den PatientInnen zu helfen, ihre Unabhängigkeit und Kreativität so lange wie möglich aufrechtzuerhalten. Darüber hinaus ging es den Hospizen auch darum, mit den Familienangehörigen der PatientInnen zu arbeiten, die einerseits als wichtige HelferInnen des Pflegeteams, andererseits aber auch als Menschen gesehen wurden, die vor und nach dem Tod des Patienten selbst Hilfe benötigen könnten.

Die Arbeit der ersten unabhängigen Hospize war so überzeugend, dass der staatliche Gesundheitsdienst später eigene Hospize gründete, um dieser unverkennbar erfolgreichen Arbeit beim Umgang mit der Lebensqualität von Menschen mit fortschreitenden und zum Tode führenden Krankheiten nachzueifern. Obwohl die meisten Hospize in erster Linie für PatientInnen mit Krebs in fortgeschrittenem Stadium vorgesehen waren, sahen sie die Unterstützung von PatientInnen mit anderen fortschreitenden und unheilbaren Krankheiten, wie z. B. amyotrophische Lateralsklerose und Multiple Sklerose, auch als ihre Aufgabe an (Tebbitt, 1999). Mit dem Auftreten von AIDS in den 1980er Jahren stellten einige Hospize Menschen, die an dieser neuen Krankheit litten, Betten zur Verfügung, und bald wurden Hospize eingerichtet, die auf AIDS spezialisiert waren.

Obwohl sich die Hospizbewegung in ihren Anfängen einen außerordentlich guten Ruf erworben hatte, stieß sie bald an ihre Grenzen. So konnten die Hospize im Vereinigten Königreich nur einer sehr geringen Anzahl von PatientInnen mit fortgeschrittenen unheilbaren Krankheiten ihre Dienste anbieten. Sie trugen zwar dazu bei, dass die für diesen Bereich notwendigen Standards angehoben wurden, und setzten neue Maßstäbe hinsichtlich des Umfangs der von den PatientInnen und ihren Familien benötigten Pflege, waren zu dem Zeitpunkt aber nicht in der Lage, den auf diese Weise in der breiten Bevölkerung entstandenen Bedürfnissen gerecht zu werden. Des Weiteren hat wohl auch die Tatsache, dass diese Art der Pflege von Anfang an auf spezielle Einrichtungen beschränkt war, die sich von der allgemeinen medizinischen Versorgung unterschieden, zu der Annahme geführt, dass die dieser Pflege zu Grunde liegende Philosophie für das übrige Gesundheitswesen keinerlei Bedeutung hat, sondern den Vorstellungen einer Minderheit entspricht, die nur von den in Hospizen tätigen SpezialistInnen in die Tat umgesetzt werden.

Die Beobachtung, dass viele PatientInnen lieber zu Hause als in einer Einrichtung versorgt werden wollten, gab den Anstoß für die Ausweitung der Dienst- und Pflegeleistungen auf PatientInnen, die sich hauptsächlich zu Hause aufhielten, und auf solche, die weiterhin von den verschiedenen Krankenhausabteilungen behandelt wurden (Tebbitt, 1999). Neben dem kontinuierlichen Ausbau der Dienstleistungsangebote für ambulante PatientInnen und für den Bereich der Tagespflege waren die Hospize bemüht, Fachleute, die mit palliativer Medizin, Pflege und Begleitung zu tun hatten, wie z. B. AllgemeinmedizinerInnen, Gemeindeschwestern und die verschiedenen Krankenhausabteilungen, zu instruieren und zu beraten.

Das Anliegen der ersten Hospize war die Unterstützung sterbender PatientInnen. Mit der Weiterentwicklung der Möglichkeiten zur medizinischen Behandlung der eigentlichen Krankheit (z. B. effektivere Chemotherapien für KrebspatientInnen und medikamentöse Kombinationstherapien für AIDS-PatientInnen) zeichnete sich jedoch immer mehr ab, dass viele PatientInnen mit einer fortschreitenden und unheilbaren Krankheit noch Jahre anstatt Wochen oder Monate leben würden. Mit der Bereitstellung von Betten für sterbende PatientInnen (PatientInnen im «Endstadium» der Krankheit) ließen sich diese Bedürfnisse nicht adäquat erfüllen, und deshalb setzten die Hospize es sich zum Ziel, den PatientInnen zu helfen «mit ihrer Krankheit zu leben», anstatt ihnen trotz der Krankheit «einen schönen Tod zu ermöglichen».

Die Bezeichnung «Palliative Care» sollte deutlich machen, dass ein Wandel stattgefunden hatte und die Hospize den PatientInnen und ihren Familien die traditionelle Unterstützung nun nicht mehr nur im Hospiz, sondern auch an anderen Orten anboten. Die terminale Pflege ist zwar nach wie vor ein wesentliches Element der Palliative Care, doch stehen Symptomlinderung und Verbesserung der Lebensqualität mehr im Vordergrund.

Die im Jahre 1985 vom «Royal College of Physicians» getroffene Entscheidung, die neue medizinische Bezeichnung «fachärztlicher Berater für Palliativmedizin» anzuerkennen, bedeutet zum einen, dass die etablierte Medizin die Lektion gelernt hat, die ihr die Hospizbewegung erteilt hat, und zum anderen, dass sie dieses Gebiet und nicht etwa die ganzheitliche Betreuung für die medizinische Behandlung reklamieren will. Diese Vermutung wird erhärtet durch die Tatsache, dass Einheiten für Palliative Care innerhalb des staatlichen Gesundheitsdienstes gelegentlich umbenannt werden in Abteilung für «Palliativmedizin».

Alte Anhänger des Hospizethos haben Bedenken geäußert, die Palliative Care könnte sich als gefährlicher Weg erweisen, der dahin führt, dass die Pflege sterbender PatientInnen wieder der Medizin überantwortet wird, die Symptome mit schnell wirksamen und technischen Mitteln bekämpft und nicht nur den ganzheitlichen, die menschlichen Erfahrungen des Patienten und seiner Familie berücksichtigenden Ansatz ignoriert, sondern natürlich auch den Tod. Nach Biswas (1993) besteht die Gefahr, dass der Tod einfach als ein weiteres störendes Symptom behandelt wird, das eines Tages «gelindert» oder irgendwie «schmerzlos» gemacht werden kann.

Natürlich haben diese geschichtlichen Entwicklungen einen Einfluss darauf, wie die Öffentlichkeit die Hospize und die Palliative Care wahrnimmt. Vermutlich gehen PatientInnen, die von einer sorgfältigen Symptomkontrolle profitieren könnten und vielleicht noch eine Prognose von einigen Monaten oder sogar Jahren haben, nur äußerst ungern in ein Hospiz, und sei es auch nur für kurze Zeit, weil sie fürchten: «Dies ist der Ort, an den man sich zum Sterben begibt – von dort wird man mit den Füßen zuerst hinausgetragen.»

Fallbeispiel 2

Die 35-jährige Alice litt unter starken Schmerzen, die durch Knochenmetastasen infolge von Brustkrebs verursacht wurden. Ihre Mutter Ute war 25 Jahre zuvor an Brustkrebs gestorben, nachdem sie eine schlimme Zeit durchgemacht hatte, in der sie kurz nach der Einnahme von Morphium an Verstopfung, Übelkeit und Benommenheit litt. Dem Arzt, der eine gute Beziehung zu Alice hatte, gelang es, sie zu überzeugen, dass der Beginn der Einnahme von Morphium nicht «das Ende» bedeutet. Leider reagierte Alice sehr negativ auf die Morphiumtabletten, sie war verwirrt und ihr war übel. Der Arzt wollte Alice für eine kurze Zeit ins Hospiz einweisen, um nach Alternativen für die Schmerzmedikation zu suchen; aber Alice lehnte dies rundweg ab und sagte nur: «Ich bin noch nicht bereit zu sterben, und da drin wird man mich einfach wie einen Hund einschläfern.»

Umgekehrt kann die Betonung der «Symptomlinderung» in der Palliative Care unbeabsichtigt dazu geführt haben, dass PatientInnen, Familien und Fachleute wieder auf wenig sinnvolle euphemistische Formulierungen zurückgreifen, wenn der Tod unmittelbar bevorsteht, aber keiner dies offen aussprechen will.

Fallbeispiel 3

Fred, ein Farmer in den Siebzigern, hatte einen Tumor im Hals, der seine Luftwege langsam zudrückte und ihm Schmerzen beim Essen und Trinken bereitete. Nach einem Erstickungsanfall, der Fred und seine Frau Clara sehr in Angst und Schrecken versetzte, wurde er notfallmäßig ins Krankenhaus eingeliefert. Freds Medikation wurde im Krankenhaus verändert, was seine Atemprobleme zu lindern schien, doch es war offensichtlich, dass er zunehmend müde wurde und das Schlucken ihm immer größere Schmerzen bereitete. Freds erwachsene Kinder Martin und Oliver sahen, dass er sehr ausgezehrt wirkte und seine Farbe sich veränderte, und sie fragten sich, ob er jetzt sterben würde, waren aber nicht in der Lage, mit ihrer Mutter oder ihrem Vater darüber zu sprechen. Fred und Clara akzeptierten, was der Arzt Fred vorschlug: «Gehen Sie für eine oder zwei Wochen ins Hospiz, damit Sie wieder zu Kräften kommen und die Schmerzen unter Kontrolle bringen und wieder essen können.»

Die auffallende Vermeidungshaltung steht in krassem Gegensatz zu der Überzeugung der Hospizgründer, dass die Angst vor dem Tod nur dann abnimmt und die Bedürfnisse des sterbenden Menschen nur dann unmittelbar erfüllt werden können, wenn er direkt mit diesem Tabuthema konfrontiert wird. Auch wenn die moderne Palliative Care auf wirksame Symptomkontrolle und Verbesserung der Lebensqualität ausgerichtet ist, müssen diese Ziele im Dienste der Aufgabe stehen, den Tod als einen natürlichen und würdigen Prozess des menschlichen Lebens zu unterstützen, doch sie dürfen kein Ersatz für diese Aufgabe sein. Die Fachleute in der Palliative Care, die sich um PatientInnen und deren Familien kümmern, müssen sich nicht nur mit ihren eigenen Vorstellungen und Intentionen im Zusammenhang mit Palliative Care auseinandersetzen, sondern sich auch Gedanken darüber machen, wie diese sich mit den Erwartungen und Überzeugungen der pflegebedürftigen Menschen in Einklang bringen lassen.

1.3 Die negativen Aspekte der Arbeit in einem multidisziplinären Team

Die modernen Palliativdienste, ob sie von Hospizen oder von in der Gemeinde ansässigen Teams angeboten werden, beschäftigen viele verschiedene Fachleute, also Pflegepersonal, ÄrztInnen, BeraterInnen und TherapeutInnen mit alternativen Konzepten, PsychologInnen, Beschäftigungs- und PhysiotherapeutInnen, Geistliche, ManagerInnen, freiwillige HelferInnen, Verwaltungspersonal und SozialarbeiterInnen. Hinter den Kulissen wird der Ansatz der Palliative Care noch von vielen anderen MitarbeiterInnen, wie z. B. Reinigungspersonal und ApothekerInnen, tatkräftig unterstützt. In größeren Hospizen arbeiten diese Fachleute oft in einem multidisziplinären Team zusammen, das sich regelmäßig trifft. Kleinere Einrichtungen oder

Gemeindeteams haben häufig einen Stamm von Fachleuten, z. B. einen Allgemeinmediziner mit Praxispersonal und ein Gemeindepflegeteam, und dieses Stammpersonal wird nach Bedarf (und natürlich nach Verfügbarkeit in der jeweiligen Region) von anderen Fachleuten unterstützt.

Um effektiv helfen zu können, bedarf es einer guten Kommunikation und Zusammenarbeit zwischen den vielen verschiedenen Fachleuten, dem Patienten und seiner Familie/Betreuungsperson und vielleicht auch dem Krankenhausteam oder der Schmerzklinik, falls der Patient noch onkologisch betreut werden muss oder eine Palliativoperation bzw. spezielle Interventionen zur Schmerzlinderung braucht. Vermutlich begrüßen die PatientInnen und ihre Familien die Vorstellung, dass viele verschiedene Fachleute zu ihrer Unterstützung bereitstehen, doch gerade weil so viele verschiedene Personen an der Pflege beteiligt sind, besteht auch die Gefahr, dass die Betreuung zum Stückwerk verkümmert oder allzu besitzergreifend wird. Folgende Probleme können in diesem Zusammenhang auftreten:

- Die gute Beziehung zwischen Patient/Familie und Arzt wird durch die Intervention der vielen anderen Personen zerstört.
- Die vielen Termine und Konsultationen der verschiedenen Fachleute stören das Leben des Patienten/der Familie, so dass wenig Zeit und Kraft für andere Dinge bleibt.
- Die Informationen, die der Patient/die Familie von den einzelnen Fachleuten bekommt, bzw. die Informationen, die im Pflegeteam kursieren, sind nicht übereinstimmend, sondern unklar oder widersprüchlich. Die PatientInnen und ihre Familien müssen häufig die «Fachsprache» von Geistlichen, Pflegepersonen, ÄrztInnen und BeraterInnen interpretieren und versuchen, von der einen Fachsprache in die andere zu übersetzen, während die Fachleute die Zusammenarbeit als gut empfinden.
- Jede Fachkraft will «ihr Stück» von der Pflege und Betreuung des Patienten/der Familie abbekommen und versäumt es, eine Beziehung zu den Patienten/der Familie aufzubauen, in der jeder als ganzer Mensch und nicht als ein zu behandelndes Problem wahrgenommen wird. Dies ist umso schlimmer, als der Patient und seine Familie ohnehin schon das Gefühl haben, durch die Krankheit, die medizinischen Interventionen und das aufreibende Leben mit der Krankheit «in Stücke gerissen» zu werden.
- Die Bedürfnisse einiger PatientInnen oder Familien/Betreuungspersonen fallen durch die Maschen des Pflegenetzes, da jede Fachkraft davon ausgeht, dass jemand anderes «sich um dieses Stück kümmert» (Davy, 1999). Dies stellt eine besondere Gefahr für die Familienmitglieder und andere Betreuungspersonen dar, denn viele Fachleute lernen, zumindest am Anfang, all ihre Unterstützung dem Patienten zukommen zu lassen, weil dies die Person ist, die das Problem hat – nämlich die Krankheit. Selbst wenn die Fachleute die Familie «einbeziehen» wollen, bedeutet das oft, dass sie die Familie als Ressource für ihre dem Patienten zugedachten Interventionen benutzen, anstatt sie zu unterstützen. Weitere Probleme entstehen, wenn das Expertenteam, z. B. aufgrund von kulturell bedingten Missverständ-

nissen, völlig andere Vorstellungen von einer Familie hat als der Patient (Carter und McGoldrick, 1999).

- Die Mitglieder des Expertenteams können den Wert ihrer Arbeit nicht erkennen und infolgedessen auch keine Befriedigung daraus ziehen, die sie dafür entschädigt, dass sie neben der ihnen zugeteilten Zeit für ihre «Intervention» keine kontinuierliche Beziehung zu dem Patienten oder der Familie haben. Kommen keine Rückmeldungen von dieser Seite, kann es passieren, dass die Fachkraft sich desillusioniert oder ausgelaugt fühlt oder unabsichtlich wenig sinnvolle Praktiken fortsetzt.

1.4 Die Schwierigkeiten von PatientInnen und Familien in der Palliative Care

Fallbeispiel 4

Einige Monate später stellte Linda der Schwester in der Praxis ihres Arztes die Frage: «Meinen Sie, ich sollte mich für den Versuch mit einem neuen Chemotherapeutikum melden, das der Onkologe erwähnt hat? Ich fühle mich so müde und habe Angst, dass es noch schlimmer wird als bei der anderen Behandlung, die ich bekommen habe. Aber ich will meine Kinder doch nicht im Stich lassen und muss jede Chance nutzen, oder?» Sie fing wieder an zu weinen und zitterte vor Angst.

Fallbeispiel 5

Luise war Sängerin und musste sich wegen ihres Kehlkopfkrebses einer Tracheotomie unterziehen, wodurch sie ihre schöne Singstimme verlor. Mit Hilfe einer Radiotherapie gelang es, ihre durch Knochenmetastasen verursachten Schmerzen weitgehend unter Kontrolle zu bringen, aber Luise flüchtete sich in ihr Bett und machte einen sehr deprimierten Eindruck. Sie schrieb in ihrer eleganten, gestochen schönen Handschrift an die Gemeindeschwester: «Ich wünschte, ihr hättet mir gleich den Kopf abgeschnitten und es schnell erledigt. Mir ist nichts mehr geblieben.» Ihr Partner Frank wurde zunehmend ängstlicher und ärgerlicher: «Sie vergeudet die Zeit, die wir noch zusammen haben. Ich kann ihr nicht klarmachen, dass ich sie immer noch liebe und brauche. Ich will sie nicht aufgeben, aber es bricht mir das Herz, sie so daliegen zu sehen.»

Die Schwierigkeiten, mit denen die PatientInnen und ihre Familien im Verlauf einer fortschreitenden Krankheit wie unheilbarer Krebs konfrontiert werden, sind zahlreich, aber auch sehr vielfältig. Folgende Faktoren spielen in diesem Zusammenhang eine wichtige Rolle: die Art und das Stadium der Krankheit; die Beziehungen und Ressourcen innerhalb der Familie; der Lebenszyklus, in dem der Patient und die Familie sich befinden; die in der Gemeinde vorhandenen Informations- und Behandlungsmöglichkeiten, wozu natürlich auch die Persönlichkeit, der «Stil» und die Fähigkeiten der Gesundheitsfachleute gehören, die für die Pflege zur Verfügung stehen. All diese Punkte werden im weiteren Verlauf des Buches anhand von Beispielen einer eingehenden Betrachtung unterzogen.

Es gibt jedoch vier große Probleme oder Ängste, die in irgendeiner Form wohl jeder hat, der mit einer so dramatischen und tragischen Erfahrung wie einer lebensbedrohenden Krankheit konfrontiert wird. Es handelt sich um allgemeine menschliche «existenzielle» Probleme, denen wir im Leben immer wieder begegnen können, die wir aber gerne verdrängen, solange wir gesund und glücklich sind. Der Psychotherapeut Irving Yalom hat einen Zyklus hervorragender Kurzgeschichten (Yalom, 1989) geschrieben, in denen er sich auf sehr bewegende Art mit diesen existenziellen Problemen auseinandersetzt. Krankheit und Ungewissheit bringen diese Probleme oft schonungslos ans Tageslicht.

- Isolation: Die PatientInnen und Betreuungspersonen fühlen sich sehr isoliert, einsam und verletzbar. Es gibt zum einen die konkrete Isolation, die dadurch entsteht, dass aufgrund der Krankheit der Kontakt zu ehemaligen KollegInnen und FreundInnen abreißt oder dass der/die Partner/in stirbt. Zum anderen gibt es die Isolation, in die der Patient durch «Entfremdung» allmählich gerät, weil seine Erfahrungen immer stärker mit den Themen Krankheit und Behandlung verknüpft sind und er sich zunehmend von dem Leben seiner gesunden FreundInnen und Verwandten «entfernt».
- Sinnverlust: Die PatientInnen und Betreuungspersonen haben Schwierigkeiten, noch einen Sinn und Ziele in ihrem Leben zu finden, wenn sie überzeugt sind, dass sie bald sterben werden. Dieses Problem ist besonders belastend, wenn die Entscheidungsfreiheit und die Aktivitäten, die dem Patienten einmal sehr wichtig waren, durch die körperlichen Folgeerscheinungen der Krankheit stark beschnitten werden. Dass Luise nicht mehr singen konnte, brachte großes Leid über sie und ihren Partner.
- Wahlmöglichkeiten: Dass «Wahlmöglichkeiten» ein Problem sein oder Leid verursachen können, mag seltsam klingen, wo doch den Gesundheitsfachleuten immer beigebracht wird, dass es für die PatientInnen wichtig ist, ihre Selbstständigkeit und Unabhängigkeit so gut wie möglich aufrechtzuerhalten. Im Kontext einer lebensbedrohenden Krankheit können Wahlmöglichkeiten jedoch eine sehr heikle Sache sein. Wenn die Zeit «abläuft», ist eine Entscheidung für eine Sache oder Person faktisch eine Entscheidung gegen die andere, ohne dass die Möglichkeit besteht, später etwas wieder gutzumachen oder Fehler zu korrigieren. In diesem Kontext haben viele «Wahlmöglichkeiten» eine hohe emotionale Ladung und weitreichende Konsequenzen, und sie nötigen dem Patienten Entscheidungen im Angesicht großer Unsicherheit ab. Lindas verzweifelte Frage spiegelt dieses Problem wider.
- Tod: Viele Aspekte einer guten Palliative Care unterscheiden sich nicht von der einfühlsamen und fürsorglichen Unterstützung, die in der Rehabilitation oder bei länger andauernder Krankheit unverzichtbar ist. Allerdings wird in der Palliative Care, zumindest von den Fachleuten, akzeptiert, dass der Tod kein medizinisches Problem, sondern eine natürliche Begebenheit des menschlichen Lebens ist. Wie können wir uns dieses einmalige Ereignis vorstellen, uns darauf vorbereiten oder uns damit «aussöhnen»?

Früher oder später werden diese existenziellen Ängste von allen PatientInnen und Familien auf unterschiedliche Art und mit unterschiedlicher Intensität erlebt und, manchmal relativ «versteckt» oder unbewusst, als Furcht, Angst, Wut, Schuld und Traurigkeit zum Ausdruck gebracht.

1.5 Beraterische Fähigkeiten in der Palliative Care

Dieses Buch soll aufzeigen, welche Bedeutung gut angewandte beraterische Fähigkeiten für die Begleitung von PatientInnen, Angehörigen und Betreuungspersonen auf dem Weg durch eine lebensbedrohende und fortschreitende Krankheit haben. Nach unserer Auffassung kommt es bei dieser Begleitung im Wesentlichen darauf an, dass wir uns gegenseitig als Menschen wahrnehmen und erkennen, dass unsere Beziehung zu anderen einen viel höheren Stellenwert hat als das, was wir für sie tun. Die Konsequenz daraus ist, dass wir uns nicht nur wie Fachleute, sondern auch wie Menschen verhalten sollten. Als Menschen sind auch wir verletzbar, haben Schwächen und brauchen Unterstützung, wir können Hilfe annehmen und Hilfe gewähren. Letztendlich befinden wir uns alle auf der Reise zum Tod, nur ist der Weg, den wir noch vor uns haben, unterschiedlich lang, und jeder hat sein eigenes Gepäck zu tragen. Wir hoffen, dass unser Buch Gesundheitsfachleute auch animiert, ihre beraterischen Fähigkeiten im Sinne einer besseren Zusammenarbeit und gegenseitigen Unterstützung einzusetzen, und dass es ihnen darüber hinaus vermittelt, wie sie sich von PatientInnen und deren Angehörigen helfen lassen können.

1.6 Was sind «beraterische Fähigkeiten»?

Im Bereich der Beratung und Therapie gibt es natürlich Ansätze ganz unterschiedlicher Art. Sie umfassen personenzentrierte, psychodynamische, kognitive, existenzielle und systemische Modelle, von denen jedes seine eigenen Methoden und besonderen Vorzüge hat. Wir gehen nicht davon aus, dass die LeserInnen BeraterInnen oder PsychotherapeutInnen werden wollen, und vermitteln in diesem Buch auch kein spezielles Beratungsmodell. (LeserInnen, die sich eingehender mit bestimmten therapeutischen Modellen beschäftigen wollen, finden bei Woolfe und Dryden [1996] eine kurze, aber hervorragende Diskussion der verschiedenen Ansätze.) Immer mehr Untersuchungen zum Thema Beratung belegen, dass die verschiedenen Beratungsmodelle auf bestimmten allgemeinen Faktoren und Prinzipien basieren, die für eine effektive therapeutische Arbeit relevant sind (Miller et al., 1997). Demnach ist es wichtig, dass HelferInnen

- abklären, welche Ziele der Klient hat, und diese zur Grundlage der Arbeit machen
- nicht die Probleme der KlientInnen betonen, sondern ihre Ressourcen und Fähigkeiten
- den Kontext von Problemen und möglichen Lösungen berücksichtigen und bedenken, dass Faktoren und Ereignisse außerhalb der therapeutischen Beziehung (z. B. Veränderungen, die durch den Krankheitsprozess bedingt sind, oder Veränderungen in der Familie, z. B. die Geburt eines weiteren Enkelkindes) einen großen Einfluss auf Veränderungsmöglichkeiten haben

- Unterstützung durch eine Beziehung anbieten (Rogers, 1957), die der Klient als
  - nicht wertend und
  - authentisch empfinden sollte, was bedeutet: Die HelferInnen täuschen weder den Klienten noch sich selbst. Der Klient wird ohne jede Bedingung als ganzer Mensch akzeptiert und geachtet (was nicht heißt, dass man alle Auffassungen oder Verhaltensweisen unterstützt oder gutheißt). Diese «Akzeptanz» wird in einigen Therapieansätzen (z. B. in der personenzentrierten Beratung) als «bedingungslose positive Akzeptanz» bezeichnet, um sie von einer an Bedingungen geknüpften Akzeptanz abzugrenzen, wie etwa: «Ich akzeptiere Sie, wenn Sie xyz tun/sind…»
- dem Klienten helfen, seinen aktuellen Erfahrungen vor dem Hintergrund seiner Überzeugungen und Wertvorstellungen eine Bedeutung zuzuordnen
- dem Klienten helfen, mit Blick auf die Zukunft Hoffnung zu entwickeln und daran festzuhalten.

Diese fundamentalen beraterischen Fähigkeiten sind nach unserer Auffassung wichtig für Gesundheitsfachleute in der Palliative Care, die mit PatientInnen und ihren Familien ganzheitlich arbeiten wollen. Sie sollten diese beraterischen Fähigkeiten stets in die Anwendung bestimmter Techniken, wie z. B. aktives Zuhören, Befragen, Rückmeldungen geben, Spiegeln usw., einbeziehen. In den folgenden Kapiteln präsentieren wir zahlreiche Fallbeispiele, die veranschaulichen, wie diese anspruchsvollen Fähigkeiten in konkreten Situationen umzusetzen sind und wie die Gesundheitsfachleute in der Palliative Care mit Problemen und Schwierigkeiten umgehen können.

Beraterische Fähigkeiten sind nichts anderes als der gezielte Einsatz der Beziehung zur Unterstützung von Menschen in einer schwierigen Situation. Im Rahmen dieser Unterstützung können die Gesundheitsfachleute entsprechend ihrer beruflichen Rolle gleichzeitig auch noch andere Maßnahmen einsetzen, wie z. B. medikamentöse Behandlungen, Massagen, Aufklärungsarbeit usw. Wir möchten den LeserInnen anhand des von O'Berle und Davies (1990, 1992) entwickelten Modells der unterstützenden Rollen in der Palliative Care einen Einblick in die verschiedenen Möglichkeiten geben, mit KlientInnen in Beziehung zu treten. Das Modell basiert auf sechs Dimensionen, die sich weitgehend mit den Faktoren decken, die wissenschaftlichen Untersuchungen zufolge von ausschlaggebender Bedeutung für jede effektive Beratung sind. Diese Dimensionen oder Möglichkeiten, mit KlientInnen in Beziehung zu treten und auf sie zu reagieren, beinhalten folgendende Aspekte:

- Akzeptieren: Den jedem Menschen eigenen Wert unabhängig von seinen individuellen Eigenschaften anerkennen.
- In Beziehung treten: Der Helfer «kommt in Berührung» mit den Erfahrungen des Patienten und seiner Familie. Diese Dimension hat drei Aspekte: Kontaktaufnahme, Aufrechterhaltung des Kontakts und Beendigung des Kontakts.
- Stärken: Der Patient und seine Familie werden befähigt, selbstständig zu handeln, eigene Entscheidungen zu treffen und ihren Bedürfnissen nachzukommen. Diese Unabhängigkeit hält das Gefühl von Selbsteffizienz und Selbstwert aufrecht. Diese Dimension setzt auf Ressourcen des Patienten und seiner Familie.

- Etwas für andere tun: Hier geht es in erster Linie um die körperliche Pflege, die Ressourcen und Fähigkeiten erfordert, über die der Patient und seine Familie nicht verfügen.
- Bedeutung zuordnen: Der Patient und seine Familie werden bei der Suche nach dem «Sinn» im Erleben der Krankheit unterstützt, eine Arbeit, die unter Umständen bruchstückhaft und unstrukturiert ist. Dazu gehört auch ein offenes Gespräch über den Tod, wenn der Patient und seine Familie dies wollen.
- Die eigene Integrität schützen: Der Helfer muss seinen Selbstwert und seine Selbstachtung aufrechterhalten, um seine Kraft und Gesundheit nicht zu verlieren. Tut er dies nicht, ist seine Fähigkeit, andere zu unterstützen, ernsthaft gefährdet.

Um mit PatientInnen einfühlsam umzugehen, müssen Gesundheitsfachleute nicht nur wissen, wie die Unterstützung aussehen soll, sondern sie müssen auch entscheiden, welche Art der Unterstützung angemessen ist. Nach unserer Auffassung kann die Anwendung der oben beschriebenen, fundamentalen beraterischen Fähigkeiten durch Einbeziehung der für die jeweilige Situation geeigneten unterstützenden Rollen auf sinnvolle Art ergänzt und erleichtert werden.

1.7 Zusammenfassung

- Es ist das zentrale Anliegen der Palliative Care, die Qualität des noch verbleibenden Lebens und des Sterbens von Menschen, die nicht geheilt werden können, zu verbessern und ihre Familie und Freunde zu unterstützen.
- Palliative Care wird oft mit Pflege im Hospiz gleichgesetzt, doch nur ein kleiner Teil der PatientInnen, die Palliative Care benötigen, werden in ein Hospiz eingewiesen. Palliative Care wird von verschiedenen Fachleuten an verschiedenen Orten durchgeführt: in der häuslichen Umgebung sowie in Krankenhäusern und Pflegeheimen.
- Erstklassige Palliative Care setzt effektive Zusammenarbeit eines multidisziplinären Teams und gute Kommunikation voraus. Wo dies nicht gegeben ist, kann die Pflege, Betreuung und Begleitung zum Stückwerk verkümmern oder allzu besitzergreifend werden, was zu wachsender Frustration bei PatientInnen, Familien und Fachleuten führt.
- PatientInnen und Familien, die mit einer fortschreitenden, lebensbedrohenden Krankheit konfrontiert werden, haben mit vielfältigen Schwierigkeiten zu kämpfen, die unter anderem auf die folgenden Faktoren zurückzuführen sind: Art der Krankheit, Lebenszyklus der Familie, lokale Ressourcen. Jede lebensbedrohende Krankheit geht mit den folgenden existenziellen Problemen einher: Isolation, Sinnverlust, Wahlmöglichkeiten und natürlich Tod.
- Untersuchungen zum Thema Beratung belegen, dass fast alle therapeutischen Ansätze auf bestimmten allgemeinen Prinzipien basieren. Diese fundamentalen beraterischen Fähigkeiten lauten wie folgt:
  - mit den Zielen des Klienten arbeiten
  - die Stärken des Klienten, nicht seine Schwierigkeiten in den Vordergrund stellen
  - den Kontext von Problemen und möglichen Lösungen berücksichtigen

- den Klienten unterstützen durch eine Beziehung, die durch Unvoreingenommenheit, Aufrichtigkeit und bedingungslose Akzeptanz oder Achtung gekennzeichnet ist
- dem Klienten helfen, seinen Erfahrungen Bedeutung zuzuordnen
- dem Klienten helfen, Hoffnung zu entwickeln.

- Untersuchungen über unterstützende Rollen in der Palliative Care haben ergeben, dass es sechs Dimensionen oder Möglichkeiten gibt, mit KlientInnen in Beziehung zu treten und auf sie zu reagieren. Diese Dimensionen erleichtern die Anwendung der fundamentalen beraterischen Fähigkeiten. Die unterstützenden Rollen sind: akzeptieren, in Beziehung treten, stärken, etwas für andere tun, Bedeutung zuordnen, die eigene Integrität schützen.
- Die beraterischen Fähigkeiten können zusammen mit anderen unterstützenden Maßnahmen angewandt werden; diese sind abhängig von der beruflichen Rolle der Gesundheitsfachleute und ihrem Arbeitsgebiet.
- Die Anwendung der beraterischen Fähigkeiten erfolgt über den gezielten Einsatz der unterstützenden Beziehung, die zwischen Helfer und Klient besteht, also zwischen zwei ganzen Menschen, ungeachtet ihrer Rolle und des Krankheitsprozesses.

Der erste Kontakt mit der Palliative Care

2.1 Einleitung

Schon der gesunde Menschenverstand sagt uns, dass für einen Patienten der erste Kontakt mit der Palliative Care von enormer Bedeutung ist, denn nicht selten werden am Anfang die Weichen gestellt für alle nachfolgenden Verhaltensweisen und Erwartungen. Doch in der Praxis ist es nicht immer leicht zu bestimmen, wann die Palliative Care beginnt.

Das liegt in einigen Fällen daran, dass Behandlungen, die potenziell heilen können, noch nicht abgeschlossen sind, so z. B. bei einem Krebspatienten mit Symptomen wie Lymphödemen, der eigentlich Palliative Care braucht, aber auch noch eine Chemotherapie bekommt, die verhindern soll, dass der Krebs erneut ausbricht. In anderen Fällen ist den Gesundheitsfachleuten längst klar, dass die weitere Behandlung auf Symptomlinderung und nicht auf Heilung ausgerichtet werden muss, doch der Patient (und/oder die Angehörigen) wissen dies noch nicht oder sind noch nicht bereit, dies zu «akzeptieren». Ebenfalls schwer zu bestimmen ist der «Beginn» der Palliative Care in Situationen, in denen sich die Ereignisse überschlagen, so dass die PatientInnen und ihre Familie kaum die Möglichkeit haben, darüber nachzudenken, was passiert ist und welche Art der Pflege angezeigt ist (ein extremes Beispiel für eine solche Situation: ein ehemals fitter und gesunder Mensch wird durch einen schweren Verkehrsunfall plötzlich und für immer in einen Zustand versetzt, in dem er nur noch dahinvegetiert).

In diesem Kapitel werden drei Beispiele diskutiert, die veranschaulichen, wie der «erste Kontakt» mit der Palliative Care bei einigen PatientInnen und ihren Familien aussieht, und es wird gezeigt, wie wir, die Gesundheitsfachleute, mit Hilfe beraterischer Fähigkeiten angemessen darauf reagieren können.

Fallbeispiel 6

Maria, eine 26-jährige Krankenschwester, war fünf Jahre lang hauptsächlich auf der inneren und der chirurgischen Station tätig gewesen und arbeitete nun seit zwei Wochen im Hospiz. Sie war ganz begeistert von ihrer neuen Tätigkeit, die sie sich ausgesucht hatte, weil der Personalmangel, das «Tempo» und der «Druck» in dem hektischen Krankenhausbetrieb mit seinen zumeist akuten Fällen sie frustrierte.

Maria nahm Herrn Jordan und seine Frau in Empfang, als sie mit dem Krankenwagen im Hospiz eintrafen. Herr Jordan war ein älterer Mann, der von der inneren Station eines nahe gelegenen Lehrkrankenhauses, in das er nach einem Sturz in der häuslichen Umgebung eingeliefert worden war, verlegt wurde. Infolge der ausgedehnten Knochenmetastasen war sein Oberschenkelknochen an vier Stellen gebrochen. Als das Team des Krankenwagens ihn auf einer Trage zu seinem Bett brachte, ergriff seine Frau Marias Arm, nahm sie beiseite und flüsterte ihr zu: «Er glaubt, dass er hier auf einer Rehabilitationsstation ist – Sie lassen ihn doch in dem Glauben, oder? Es würde ihn umbringen. Er hat immer Angst vor einem solchen Ort gehabt, und er kommt so gut mit dieser Chemotherapie zurecht, dass es grausam wäre, all seine Hoffnungen zu zerstören.»

2.2 In Beziehung treten

Grundlage einer effektiven Palliative Care ist die Suche nach einer Möglichkeit, mit dem Patienten und den Betreuungspersonen in Beziehung zu treten. In diesem Fall bietet sich Maria sehr schnell die Möglichkeit dazu, wenn sie sich einverstanden erklärt, Herrn Jordan nicht zu sagen, dass er sich in einem Hospiz befindet (und dadurch einer Diskussion mit Herrn Jordan über seine wirkliche Prognose aus dem Wege geht). Die Äußerungen von Frau Jordan belegen, dass sie selbst Angst hat und verzweifelt ist, und die Bitte, zum Schutze eines anderen etwas geheim zu halten, ist durchaus verlockend. Maria könnte also in Versuchung geraten, Frau Jordan durch ihr Einverständnis sofort zu trösten und zu beruhigen. Damit würde die Pflege von Herrn Jordan gleich zu Beginn in eine Richtung gelenkt, die folgende Gefahren in sich birgt:

Maria gibt ein Versprechen, das zu halten ihr weder in ethischer noch in praktischer Hinsicht möglich ist. Herr Jordan könnte sie nämlich direkt fragen: «Wo bin ich hier? Einer der Patienten hat gesagt, dies wäre ein Hospiz.» Außerdem könnte es sein, dass sich die anderen Gesundheitsfachleute nicht an das Geheimhaltungsversprechen gebunden fühlen, das Maria im Namen des Teams gegeben hat. Der Bruch des Versprechens könnte durchaus zu einer Entzweiung und zu einem Vertrauensverlust zwischen dem Palliative-Care-Team und Frau Jordan führen und die weitere Pflege gefährden und erschweren (Bor et al., 1998, Kap. 9).

Durch das Versprechen, mit Herrn Jordan über bestimmte Themen nicht zu reden, bringt Maria sich schnell um die Chance, eine vertrauensvolle Beziehung zu ihm aufzubauen. Die Probleme können eskalieren, wenn Herr Jordan merkt, dass seine Krankheit und die Pflege, die er bekommt, nicht den Vorstellungen entsprechen, die er von seiner Pflege hat – z. B. wenn er der Meinung ist, dass er mehr physiotherapeutische Behandlungen braucht, um wieder gehen zu können, oder wenn er sich über sich selbst ärgert, weil er nicht genug dafür tut, dass es ihm «besser geht».

Maria verstärkt und verschlimmert unabsichtlich die bei Frau Jordan (und vielleicht auch bei Herrn Jordan) vorhandenen Vorstellungen von Hospizen und der Palliative Care. Frau und Herr Jordan glauben vielleicht, dass kein Patient ein Hospiz lebend verlässt und dass man in eine solche Einrichtung nur zum Sterben geht und nicht, um Symptome besser unter Kontrolle zu bekommen, so dass eine Rückkehr nach Hause möglich ist. Es kann auch sein, dass beide sich große Sorgen machen, weil für sie der Krebstod automatisch mit unerträglichen Schmerzen verbunden ist oder weil sie überzeugt sind, dass ihr Partner «die Wahrheit nicht erträgt».

Diese Gefahren sind durchaus ernst zu nehmen, und Maria könnte in Versuchung geraten, die Probleme dadurch zu umgehen, dass sie Frau Jordans Bitte ignoriert oder darüber hinweggeht («Ich werde Ihre Bitte an den Arzt weiterleiten, Frau Jordan», oder: «Wir wollen doch erst einmal dafür sorgen, dass er sich einlebt, ja? Soll ich einem der freiwilligen Helfer Bescheid sagen, dass er Ihnen Tee bringt?»). Solche Reaktionen wirken sehr desinteressiert und achtlos. Maria könnte aber auch schroff reagieren: «Dies ist ein Hospiz, Frau Jordan, und wir legen Wert darauf, dass die PatientInnen die Informationen, die sie wollen, auch bekommen. Es hängt also ganz davon ab, was Herr Jordan möchte.» Die Botschaft signalisiert Frau Jordan, dass sie «sich im Irrtum befinde» und das Hospiz auf der Seite des Patienten stehe, und nicht, dass das Hospiz sowohl die PatientInnen als auch die Betreuungspersonen unterstützt.

Vor dem Hintergrund der im 1. Kapitel beschriebenen und für die Palliative Care relevanten sechs Dimensionen bedeutet dies, dass die Pflegeperson in dieser Situation eine Möglichkeit finden muss, ihre Integrität zu schützen, die Bedürfnisse von Frau Jordan, aber auch die von Herrn Jordan, zu akzeptieren und zu beiden in Beziehung zu treten. Frau Jordans unübersehbarer Wunsch, die Pflege ihres Mannes mitzubestimmen, muss ebenfalls gestärkt und unterstützt werden, ohne jedoch Herrn Jordan zu entmündigen. Die Äußerungen von Frau Jordan geben auch erste Hinweise auf die Bedeutung, die sie und vielleicht auch Herr Jordan der Wahrnehmung der Krankheit und der Behandlung zuordnen.

Eine angemessene Reaktion wäre etwa diese: «Ja, ich glaube, Sie haben recht. Viele Leute haben Angst davor, in eine Einrichtung wie diese hier zu kommen, besonders dann, wenn sie nicht genau wissen, welche Hilfe wir anzubieten haben. Wenn Herr Jordan erst einmal bequem in seinem Bett untergebracht ist, können wir uns zusammensetzen und uns in aller Ruhe allein unterhalten. Sie können dann mehr über ihn erzählen und darüber, was Sie beide erlebt haben, und ich gebe Ihnen Auskunft über die Arbeit, die wir hier tun.»

Diese Antwort ist in vielerlei Hinsicht nützlich. Sie zeigt zum einen, dass Maria die Angst aus Frau Jordans Äußerungen heraushört, sich aber aus Taktgefühl so verhält, als könnte Frau Jordan mit ihren indirekten Andeutungen nicht ihre eigene Angst, sondern auch die ihres Mannes gemeint haben. Darüber hinaus signalisiert die Antwort Frau Jordan, dass sie und Herr Jordan nicht die Einzigen sind, die in dieser Umgebung Angst empfinden («Normalisierung»), und dass das Personal im Hospiz bereit ist, zuzuhören und über dieses Thema zu sprechen. Die Reaktion der Pflegeperson bringt höflich und respektvoll zum Ausdruck, dass Frau Jordans Meinung für die Gesundheitsfachleute wichtig ist und wertvolle Anhaltspunkte für die Pflege von Herrn Jordan beinhaltet. Die Pflegeperson schützt ihre Integrität dadurch, dass sie keine unhaltbaren Versprechungen macht, aber auch die Bitte von Frau Jordan nicht schroff zurückweist. Frau Jordan wird gebeten, dem Personal (und damit auch sich selbst) zu helfen, ihren Erfahrungen eine Bedeutung zuzuordnen und so die aktuellen Pflegebedürfnisse besser zu verstehen. Die Pflegeperson sagt auch, dass das Hospiz «Hilfe» anbietet, eine Botschaft, die ihre Wirkung nicht verfehlt und Anlass zur Hoffnung gibt. Die Einladung zu einem ausführlicheren Gespräch und das Informationsangebot bieten Gelegenheit, weiter nachzuforschen, welche Ziele Frau Jordan wichtig sind und wie sich diese Ziele mit den Wünschen von Herrn Jordan in Einklang bringen lassen.

2.3 Arbeitsgemeinschaften und therapeutische Neutralität

In der Terminologie der familienorientierten Beratung wäre das Ziel, mit Frau Jordan und schließlich auch mit Herrn Jordan in Beziehung zu treten, und zwar durch Bildung einer Arbeitsgemeinschaft, nicht aber einer Koalition gegen Herrn Jordan (Burnham, 1986: 19). Eine Koalition ist eine Verbindung, in der zwei oder mehr Leute sich gegen einen Dritten verbünden, während eine Gemeinschaft aus Leuten besteht, deren Ziel die gegenseitige Unterstützung ist. Koalitionen basieren auf Parteinahme, nicht auf Gemeinschaften. Man könnte diesen Sachverhalt auch so deuten, dass Gesundheitsfachleute ihre Möglichkeiten der effektiven Arbeit mit pflegebedürftigen Menschen einschränken, wenn sie ihre Neutralität durch Parteinahme aufgeben. Neutralität hat nichts mit Desinteresse oder Kälte zu tun. Es geht vielmehr darum, dass wir, die Gesundheitsfachleute, uns unsere Flexibilität erhalten, damit wir jederzeit auf die jeweiligen Bedürfnisse aller Beteiligten reagieren können (Jones, 1993: 101).

2.4 Metakommunikation (Kommunikation über Kommunikation)

Wie wir etwas sagen, ist genauso wichtig wie das, was wir sagen. Auf der Ebene der Metakommunikation sagt Marias Antwort etwas darüber aus, wie das Hospiz gewöhnlich mit den PatientInnen und ihren Familien arbeitet. Frau Jordans Versuch, die Gelegenheit auf dem Flur zu nutzen, um Maria etwas zuzuflüstern, könnte ein Hinweis auf frühere Erfahrungen mit dem Gesundheitswesen sein, die mit Situationen verknüpft sind, in denen es schwierig war, die Aufmerksamkeit der Gesundheitsfachleute zu erlangen. Die Worte der Pflegeperson signalisieren zum einen, dass das Personal bereit ist, sich Zeit für ein vertrauliches Gespräch mit PatientInnen und Betreuungspersonen zu nehmen, und zum anderen, dass Gespräche über Ängste und Ansichten durchaus zum Behandlungsprozess gehören und keine «Sonderleistungen» sind, die zusätzlich erbracht werden müssen.

2.5 «Offenheit» versus «Zurückhaltung»

Folgende Reaktionen sind ebenfalls denkbar: «Ich kann mich irren, aber das klingt, als hätten Sie selbst große Sorgen oder Angst vor dem, was geschieht.» oder: «Welche Hoffnungen hat er Ihrer Ansicht nach im Moment?» oder: «Sie sagen, dass er immer schon Angst vor Orten wie diesem hatte – was glauben Sie denn, wovor er am meisten Angst hat?»

Solche Reaktionen mögen in bestimmten Situationen angebracht sein, doch für ein kurzes Gespräch auf dem Flur, das unter Zeitdruck und in Anwesenheit anderer stattfindet, sind sie denkbar ungeeignet. Diese Fragen fordern Frau Jordan nämlich auf, «offen» über potenziell belastende Themen zu sprechen, und dies in einer Situation, in der die Pflegeperson wahrscheinlich gar nicht die Zeit hat, um in privater Atmosphäre ungestört und aufmerksam zuzuhören. Darüber hinaus können solche Fragen den Eindruck verstärken, dass man mit Pflegenden und anderen Gesundheitsfachleuten immer nur «zwischen Tür und Angel» sprechen kann. Das gebotene Verhalten in dieser Situation wäre Zurückhaltung und eine einfühlsame Antwort, die Frau Jordan zu verstehen gibt, dass ihre Sorgen ernst genommen werden und dass sie noch oft die Gelegenheit haben wird, darüber zu sprechen.

Gute beraterische Fähigkeiten zielen nicht allein darauf ab, Menschen zu bewegen, «offen» über ihre Gefühle zu sprechen. Es ist genauso wichtig, ihnen zu helfen, ihre Gefühle in bestimmten Situationen zu kontrollieren und zurückzuhalten. Die PatientInnen und ihre Angehörigen, die zum ersten Mal mit dem Ansatz der Palliative Care in Berührung kommen, haben oft den Eindruck, dass in einem kurzen Zeitraum vieles passiert ist, das außerhalb ihrer Kontrolle lag. Manchmal ist es schwer zu akzeptieren, dass man sich nicht drängen lassen darf, auch wenn man weiß, dass die Zeit knapp werden könnte.

Fallbeispiel 7

Anna, eine Macmillan-Pflegeperson[1], wird von Elaines Ärztin gebeten, einen Hausbesuch bei Elaine zu machen, einer unverheirateten Mutter Mitte dreißig, bei der zwei Jahre zuvor Brustkrebs diagnostiziert wurde. Kurz nach der Diagnose wurde Elaine eine Brust amputiert, anschließend bekam sie ihre erste Strahlentherapie und vor nicht allzu langer Zeit ihre zweite. Die Ärztin erzählt Anna, Elaine wolle wegen ihrer beiden halbwüchsigen Töchter unbedingt gesund werden und setze alles daran, um «wieder fit zu werden» und ihre Teilzeittätigkeit als Sozialarbeiterin wieder aufnehmen zu können. Die Ärztin hält dieses Ziel für unrealistisch und möchte, dass die Pflegeperson Elaine hilft, «ihre Krankheit realistischer einzuschätzen». Elaine leidet verstärkt unter Atemnot, Schmerzen im oberen Bereich von Rücken und Rippen und verliert kontinuierlich an Gewicht. Die Testergebnisse aus dem Krankenhaus deuten darauf hin, dass sie Metastasen hat, die nicht gut auf die Chemotherapie ansprechen. Außerdem leidet sie unter Übelkeit, einer Nebenwirkung der Chemotherapie.

Anna nimmt telefonisch Kontakt zu Elaine auf, um einen Termin für den ersten Hausbesuch zu vereinbaren. Elaine scheint nicht zu wissen, dass Anna auf Veranlassung der Ärztin kommt. Sie sagt nur wenig am Telefon, willigt aber ein, dass die Pflegeperson einen Hausbesuch macht, und bemerkt: «Wenn Sie glauben, dass es gut für mich ist. Die Ärztin ist ein ziemlicher Reinfall, aber Dr. Schmidt (der für die Chemotherapie verantwortliche Onkologe) ist klasse.»

Als Anna eintrifft, sagt Elaine als Erstes, dass sie nicht verstehe, weshalb sie eine Macmillan-Pflegeperson brauche, da es ihr besser gehe, und sie kritisiert ihre Ärztin vehement, weil diese «immer so pessimistisch ist, dass ich mich wirklich krank fühle, und das ist das Letzte, was ich brauche». Elaine erzählt lebhaft, dass sie sehr gut zurechtkomme und dass sie gesund werden müsse, weil es keine Angehörigen gebe, die sich um ihre Töchter kümmern könnten, falls ihr «irgendetwas passieren sollte». Während sie spricht, gerät sie in Atemnot, bekommt Schweißausbrüche und ein rotes Gesicht und bricht plötzlich in Tränen aus.

2.6 Die Begleitung eines Patienten in einer schwierigen Situation

In dieser Situation wäre es sicher falsch, wenn Anna Elaines Einwand, sie brauche weder Unterstützung noch eine Überweisung an den Macmillan-Dienst, zu schnell akzeptieren und sagen würde: «Bitte entschuldigen Sie die Störung. Vermutlich handelt es sich um ein Missverständnis zwischen mir und der Ärztin.» Obwohl Elaine mit

1 Macmillan-Pflegepersonen sind speziell für die Pflege und Begleitung von Krebspatientinnen und Krebspatienten und deren Pflege- und Betreuungspersonen ausgebildet.

Erstaunen auf die Ankündigung des Besuchs der Pflegeperson reagiert und behauptet, sie käme gut zurecht, gibt sie dem aufmerksamen Zuhörer doch eine Reihe von Signalen («Hinweise»), die darauf schließen lassen, dass die Situation alles andere als gut ist. Erstens weint sie vor der Pflegeperson, was ein unübersehbarer Hinweis ist, und zweitens lässt sie den Besuch zu, den sie schon am Telefon ohne weiteres hätte ablehnen können. Andererseits wäre es angesichts der Tatsache, dass Elaine ihre Situation zu meistern versucht, auch nicht besonders hilfreich und sogar ausgesprochen respektlos, zu sehr zu betonen, dass sie nicht zurechtkommt: «Sie haben gesagt, dass Sie sehr gut zurechtkommen, aber mir scheint, dass es momentan nicht der Fall ist, richtig?»

2.7 Die Versuchung, PatientInnen zu beschwichtigen

Gesundheitsfachleute, die vor weinenden oder sichtbar leidenden PatientInnen stehen, haben häufig das dringende Bedürfnis, sie zu trösten, denn schließlich ist dies nicht selten ein wesentlicher Grund, weshalb sie sich für einen Gesundheitsberuf entschieden haben. Es wäre also ganz natürlich, als Reaktion auf Elaines Tränen schnell ein paar Taschentücher anzubieten, sie zu beruhigen («Machen Sie sich keine Sorgen, ich bin sicher, wir werden eine Lösung für Sie finden.») und dann einen Ablenkungsversuch zu starten und sich nach ihrem Verhältnis zu ihrer Ärztin oder nach ihren Töchtern zu erkundigen oder ein Gespräch über die Einrichtung des Hauses zu beginnen. Dies ist sicher verständlich und in gewisser Hinsicht auch anerkennenswert, aber für die Patientin auf längere Sicht gesehen nicht unbedingt die klügste Reaktion.

2.8 Einschätzung findet auf beiden Seiten statt

Gesundheitsfachleute haben PatientInnen und Betreuungspersonen im Sinn, wenn es um die Einschätzung geht, aber sie sollten stets bedenken, dass auch die PatientInnen und Betreuungspersonen sich ein Bild von den Gesundheitsfachleuten machen (Lemma, 1997). Bewusst oder unbewusst fragt sich die Patientin in dem beschriebenen Fall: «Hört die Person zu, wenn ich etwas sage? Nimmt sie mich ernst? Kann sie es ertragen, wenn ich weine, oder nimmt es sie sehr mit?» Wenn die Pflegeperson sofort Taschentücher anbietet und versucht, Elaine zu trösten, gibt sie ihr nonverbal und ohne es zu wollen, aber dennoch deutlich zu verstehen, dass sie ihre Tränen inakzeptabel oder unerträglich findet und dass Elaine «sich zusammenreißen sollte», um sie nicht zu belasten.

2.9 Aufmerksames Zuhören

Eine grundlegende beraterische Fähigkeit ist aufmerksames Zuhören, ohne die KlientInnen zu unterbrechen. Dabei gilt es sowohl auf nonverbale Botschaften, wie z. B. Tränen, als auch auf Worte zu achten. Elaines Tränen sind ein Indikator dafür, dass nicht alles in Ordnung ist.

In der beschriebenen Situation lassen die Aussagen der Ärztin und Elaines anfängliche Bemerkungen schon darauf schließen, dass es nicht einfach für Elaine ist, vor sich und anderen zuzugeben, wie krank sie ist. Auch wenn einige fortschrittlich Denkende diese Art von «Kampfgeist» für eine effektive Bewältigungsstrategie halten, bleiben die unübersehbaren Nachteile nicht verborgen, denn eine solche Strategie kann sich negativ auf die Beziehung zu dem für die medizinische Grundversorgung zuständigen Team auswirken, den notwendigen emotionalen Austausch mit ihren Töchtern verhindern und dazu führen, dass Elaine an Behandlungsmethoden festhält, die unangenehme Nebenwirkungen haben und für die Symptomkontrolle ungeeignet sind. Wenn Anna alle Äußerungen berücksichtigt, wird sie feststellen, dass Elaine in der kurzen Zeit mehrere Probleme angesprochen hat. Sie macht sich Sorgen, wie ihre Kinder ohne ihre Hilfe zurechtkommen sollen, die Beziehung zu ihrer Ärztin ist für sie keine Unterstützung und sie gibt zu, dass sie sich «krank fühlt».

Es wäre eine angemessene Reaktion, zunächst einfach ruhig bei Elaine sitzen zu bleiben, sie weinen zu lassen und ihr volle Aufmerksamkeit zu schenken, wobei natürlich eine gewisse Zeit nicht überschritten werden darf, denn wenn die Situation zu sehr in die Länge gezogen wird, fühlt sich die Klientin womöglich allein gelassen oder unbeachtet. Nach einer Weile könnte die Pflegeperson sagen: «Manchmal ist Weinen wichtig» (eine Botschaft, die Akzeptanz und Normalisierung signalisiert), oder: «Da hat sich wohl eine ganze Menge angestaut. Haben Ihre Töchter Sie eigentlich schon so gesehen, oder versuchen Sie immer, alles von ihnen fern zu halten?» Diese Reaktion ist eine authentische oder «angemessene» Rückmeldung, die zeigt, dass die Pflegeperson Elaines Verzweiflung in ihrem ganzen Ausmaß erfasst hat. Darüber hinaus beinhaltet sie einen Appell an Elaines Status als verantwortungsvolle Mutter, sich mit ihrer Krebserkrankung auseinanderzusetzen. Insgesamt signalisiert die Antwort (auf der Ebene der Metakommunikation), dass das Personal in der Palliative Care, wie in diesem Fall das Macmillan-Team, ein Interesse daran hat, mit dem Klienten als Menschen in seiner sozialen und familiären Umgebung zu sprechen und ihn nicht bloß als Patienten zu sehen, der eine körperliche Krankheit hat, die behandelt werden muss.

2.10 Berührung als Möglichkeit, mit PatientInnen in Beziehung zu treten

Wenn KlientInnen weinen und sehr verzweifelt sind, ist es in bestimmten Situationen hilfreich, mit ihnen durch Körperkontakt, z.B. durch Berühren mit der Hand, in Beziehung zu treten. Allerdings ist es sehr wichtig, dabei äußerst vorsichtig und mit viel Fingerspitzengefühl vorzugehen, besonders dann, wenn man einem Klienten zum ersten Mal begegnet. Im vorliegenden Fall weiß die Pflegeperson kaum etwas über Elaines Lebensgeschichte und Persönlichkeit, so dass sie nur schwer einschätzen kann, ob Elaine einen solchen Körperkontakt als beruhigend oder besitzergreifend empfindet. Im Allgemeinen ist beim Thema Berührung Vorsicht und Zurückhaltung geboten.

Fallbeispiel 8

Herr Skol, 67 Jahre alt, wurde zur terminalen Pflege ins Hospiz eingewiesen. Er litt an Knochen- und Lebermetastasen, die von einem unbekannten Primärtumor ausgingen. Er war verwirrt und sehr schwach. Die meiste Zeit lag er ruhig in seinem Bett und starrte zur Decke, aber manchmal fragte er, wo er sei und was er in einem Gefängnis tue. Er war sehr lebhaft und geistig klar, wenn sein Sohn Aaron, der ihn täglich besuchte, bei ihm war; dann verstand er auch, dass er krank war

und sich in einem «Krankenhaus» befand. Er schien die Besuche sehr zu genießen. Das Personal wusste relativ wenig über Herrn Skols familiäre Situation, es war lediglich bekannt, dass er seit vielen Jahren verwitwet war und vier Kinder hatte, von denen nur Aaron in der Nähe lebte.
Die Ärzte und Pflegenden hatten wenig Kontakt zu Aaron, der meistens kam und ging, ohne dass es jemand merkte. Doch die für die freiwilligen MitarbeiterInnen zuständige Koordinatorin sah immer öfter, dass die im Empfangsbereich und in der Cafeteria neben dem Eingang zum Hospiz arbeitenden MitarbeiterInnen längere Gespräche mit Aaron führten, die sowohl Aaron als auch die MitarbeiterInnen sichtlich belasteten. Diese MitarbeiterInnen erzählten der Koordinatorin, dass Aaron große Angst vor dem Tod seines Vaters habe, und sie sagten wiederholt, er wisse nicht, wie er damit fertig werden solle oder was geschehen würde, wenn sein Vater sterbe. Sie sagten auch, dass sie versuchten, sich seine Probleme anzuhören, sich aber zunehmend überfordert und ratlos fühlten.
Am folgenden Nachmittag hielt sich die Koordinatorin zu der Zeit, in der Aaron gewöhnlich eintraf, im Empfangsbereich auf. Aaron fing bald darauf ein Gespräch mit ihr an. Er sagte immer wieder, dass er sein Zuhause verlieren würde, wenn sein Vater sterbe, und dass er ständig daran denken müsste und wie arm er dann wäre. Er beklagte sich darüber, dass er trotz seiner allabendlichen Gebete für die Rettung seines Vaters keine Antwort bekommen hätte und dass es ihn immer wütender mache, dass Gott seinen Vater und all die armen und kranken Menschen auf der Welt verlassen habe. Während er sprach, steigerte er sich immer mehr in Ärger und Erregung hinein und sagte schließlich: «Es ist hoffnungslos, es gibt keinen Gott, Gott ist tot, und mein Vater stirbt, es ist alles zu Ende, alles ist vorbei.»

2.11 Die Unterstützung der Angehörigen beim ersten Kontakt mit der Palliative Care

Es ist nicht das Ziel der Palliative Care, körperliche Krankheiten zu behandeln oder nur die PatientInnen zu pflegen, ihr Ansatz ist die ganzheitliche Unterstützung, was bedeutet, dass auch die Familie oder wichtige Bezugspersonen in die Pflege und Betreuung einbezogen werden. Auch wenn Herrn Skols Behandlung für die Ärzte und Pflegenden kein Problem darstellte, fiel der wachsamen Koordinatorin auf, dass die freiwilligen MitarbeiterInnen über das normale Maß hinaus von Herrn Skols Sohn in Anspruch genommen wurden. Wir können nicht erwarten, dass alle PatientInnen und Familienangehörigen zu einem bestimmten Zeitpunkt oder auf eine bestimmte Art und Weise Kontakt mit uns aufnehmen. Bei manchen Menschen dauert es länger, bis sie der Unterstützung durch die Gesundheitsfachleute vertrauen. In einigen Fällen, wie auch bei Aaron, müssen die Gesundheitsfachleute aufmerksam sein und von sich aus aktiv werden, um Angehörigen den ersten Kontakt zur Palliative Care zu erleichtern.

2.12 Grenzen erkennen und Hilfe suchen

Wir haben bereits darauf hingewiesen, dass die Wahrung und der Schutz der persönlichen Integrität für die Gesundheitsfachleute in der Palliative Care eine wichtige beraterische Fähigkeit ist. Gute Palliative Care basiert auf den gemeinsamen Bemühungen eines Teams und nicht auf den Leistungen einer Person allein. Dies bedeutet für die Mitglieder des Teams, dass sie bei den anderen Teammitgliedern, bei sich selbst und bei den PatientInnen auf Bedürfnisse und Anzeichen von Stress achten müssen. Die

Koordinatorin in unserem Beispiel hat die Bedürfnisse der freiwilligen MitarbeiterInnen sensibel registriert und von sich aus Schritte unternommen, um mit Aaron in Beziehung zu treten und herauszufinden, welche Bedürfnisse er hat und welche Unterstützung er braucht.

In dieser Situation muss die Koordinatorin vorsichtig reagieren, um herauszufinden, welche Unterstützung Aaron braucht. Zu diesem Zweck muss sie mit Hilfe gezielter Fragen zur Gefahreneinschätzung feststellen, welche Hoffnungen und Ängste er hat. Sie könnte Aaron beispielsweise anbieten, das Gespräch in einem separaten Zimmer unter vier Augen fortzusetzen, und fragen: «Aaron, Sie sagten, dass alles vorbei ist... Ich weiß nicht genau, was Sie damit meinen, können Sie es mir näher erklären?» Wenn Aaron darauf eine eigenartige Antwort gibt, wie etwa: «Es ist wie der Weltuntergang – es gibt keine Sonne mehr und die Zeit bleibt stehen», dann ist dies ein Zeichen für das Personal im Hospiz, den psychiatrischen Dienst einzuschalten, weil das Missverhältnis zwischen seiner Wahrnehmung und der objektiven Realität auf eine psychotische Episode hindeutet, die spezielle Hilfe erfordert.

Solche Schwierigkeiten können natürlich auch anzeigen, dass Aaron diese Vorstellungen und Sorgen schon länger hat, und deshalb ist es sinnvoll, sich zu erkundigen: «Haben Sie früher schon einmal solche Gefühle gehabt?» Mit folgenden Fragen lässt sich feststellen, ob Aaron bereits Kontakt zu psychiatrischen Diensten hat: «Haben Sie schon einmal mit jemandem über diese Ängste gesprochen, Aaron? Mit wem? Besteht dieser Kontakt noch, oder möchten Sie, dass wir Ihnen helfen, den Kontakt wieder aufzunehmen?»

2.13 Die Einschaltung anderer Fachleute beweist Professionalität, nicht Unfähigkeit

Gesundheitsfachleute sollten wissen, dass eine richtige Einschätzung, die zur Einschaltung anderer Fachleute führt, als Zeichen von Professionalität zu bewerten ist und nicht die Unfähigkeit desjenigen beweist, der zuerst Kontakt zu diesen Fachleuten aufnimmt. Die Einschaltung des psychiatrischen Dienstes im vorliegenden Fall bedeutet nicht, dass das Team im Hospiz bei der Unterstützung von Aaron nun keine Rolle mehr spielt, sondern lediglich, dass es für seine Reaktionen und Maßnahmen Beratung in Anspruch nehmen kann, anstatt es den freiwilligen MitarbeiterInnen aufzubürden, sich um einen Menschen zu kümmern, der psychisch schwer gestört ist.

Es könnte auch sein, dass Aarons Antwort nicht sonderlich auffällig ist, die Koordinatorin aber dennoch veranlasst, sich Sorgen um seine Sicherheit (bzw. um die Sicherheit anderer) zu machen. Aaron könnte sagen: «Ich weiß nicht, ich habe einfach das Gefühl, dass alles bald zu Ende sein wird – ich glaube nicht, dass ich weiterleben kann, wenn mein Vater gestorben ist; ich habe mein Leben lang mit ihm gelebt, und ich weiß nicht, wie ich allein zurechtkommen soll.»

Wenn Gesundheitsfachleute das Thema Selbstverstümmelung oder Selbstmord ansprechen, haben sie oft Angst, sie könnten dadurch «jemanden erst auf die Idee bringen», mit anderen Worten, sie könnten andere durch ihre Frage in Gefahr bringen. Tatsächlich aber belegen Untersuchungen das Gegenteil (Russel und Hersov, 1983). Wenn man Menschen die Möglichkeit gibt, über ihre Gedanken und Ängste zu sprechen, hat dies bereits eine therapeutische Wirkung, weil die beängstigenden und womöglich peinlichen geheimen Gedanken einem Menschen mitgeteilt werden, der nicht gleich davor zurückschreckt.

Darüber hinaus ist es von Vorteil, wenn Verstümmelungsfantasien, die sich gegen die eigene Person (oder andere) richten, geäußert werden, weil dann andere Personen und Dienste eingeschaltet werden können, die den Betroffenen im Auge behalten und schützen können. Wachsame Familienmitglieder, professionelle Hilfe durch eine/n BeraterIn bzw. eine psychiatrische Gemeindeschwester oder die Behandlung der Depression bieten sich hier als Möglichkeiten an. Die Kunst, Fragen über potenziell beängstigende Themen zu stellen, die andere nicht stellen können oder wollen, ist eine wichtige beraterische Fähigkeit.

2.14 Merksätze

- Zu Beginn der Pflege werden oft die Weichen gestellt für alles, was danach geschieht. Problematisch ist in diesem Zusammenhang, dass unklar ist oder dass es unterschiedliche Auffassungen darüber gibt, wo die Palliative Care anfängt.
- Erstklassige Pflege und Begleitung setzt voraus, dass wir eine vertrauensvolle persönliche Beziehung zu den PatientInnen und ihren Familien aufbauen. An dieser Aufgabe müssen alle Mitglieder des Palliative-Care-Teams mitarbeiten.
- Die Beziehung zu einer Person darf die Beziehung zu den anderen Familienmitgliedern nicht belasten. Arbeitsgemeinschaften mit anderen sind einträglicher als Koalitionen gegen andere.
- Wenn PatientInnen zum ersten Mal mit der Palliative Care in Kontakt kommen, erhöht die Angst vor Veränderungen oft den Druck, für viele Dinge sofort eine Lösung zu finden. Gönnen Sie sich Zeit und Ruhe, um Ihre Gedanken zu ordnen und Ihre Gelassenheit wieder zu finden.
- Geben Sie den KlientInnen das Gefühl, dass sie angehört und verstanden wurden. Sie können dies durch Worte, nonverbale Kommunikation und durch die Art und Weise Ihres Umgangs mit ihnen signalisieren.
- Effektive beraterische Fähigkeiten beinhalten nicht unbedingt, tief schürfende Gespräche mit PatientInnen zu führen oder sie zu motivieren, «sich zu öffnen». Es ist genauso wichtig, ihnen zu helfen, ihre Gefühle und Emotionen zurückzuhalten.
- Einschätzung findet auf beiden Seiten statt. Während wir versuchen, die Bedürfnisse der PatientInnen und ihrer Angehörigen zu ermitteln, werden wir und unsere Fähigkeiten von ihnen ebenfalls beurteilt.

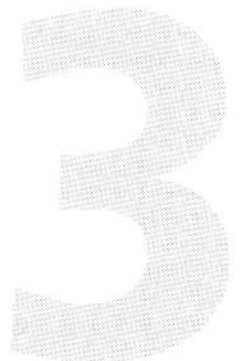

PatientInnen stärken, ihre Ziele und Ressourcen entdecken

3.1 Einleitung

Wenn ein uns nahestehender Mensch krank ist, sind wir betroffen und finden es selbstverständlich, dass wir uns um ihn kümmern, etwas für ihn tun, ihn «umsorgen» (Benner und Wrubel, 1989). Wir haben dann das Gefühl, nützlich zu sein und unsere Zuneigung zeigen zu können. Die meisten von uns wissen, wie gut Trost und Pflege tun, wenn man krank ist. In der Palliative Care kann es zu Problemen führen, wenn der Patient nur «versorgt wird» und ansonsten keine Interaktionen stattfinden oder wenn die Wünsche und Interessen des Patienten den Bedürfnissen der Gesundheitsfachleute untergeordnet werden (Ellis, 1997).

Für die Gesundheitsfachleute in der Palliative Care ist es wichtig, die PatientInnen zu pflegen und sie gleichzeitig zur Selbstpflege zu befähigen. Sie müssen also zum einen sensibel auf die Bedürfnisse der PatientInnen reagieren, dürfen sie zum anderen aber nicht entmündigen und ihre Selbstpflege so einschränken, dass ihnen gar nichts anderes übrig bleibt, als die «Rolle des Kranken» zu übernehmen.

In diesem Kapitel zeigen wir an drei Beispielen, wie es mit Hilfe beraterischer Fähigkeiten gelingt, die Bedürfnisse der PatientInnen festzustellen, ohne sie zu entmündigen.

Fallbeispiel 9

Matthias war ein unabhängiger und stolzer Mann. Seine Kindheit hatte er größtenteils in Waisenhäusern und Kinderheimen verbracht, und er hatte gelernt, «auf eigenen Füßen zu stehen». Er war nie verheiratet gewesen und hatte auch keine Kinder, liebte aber seinen Beruf als Installateur in einer kleinen Firma, wo er seit Jahrzehnten beschäftigt war. Er hatte viele Freunde unter seinen Arbeitskollegen und den Mitgliedern des Schrebergartenvereins.

Matthias litt an Hämophilie und brauchte ständig Blutprodukte mit Gerinnungsfaktoren.

Mit 54 Jahren hatte er Episoden von Übelkeit und Durchfall, er verlor an Gewicht und seine Beine wiesen schmerzhafte Hautläsionen auf. Es wurde AIDS diagnostiziert, das vermutlich durch HIV-verseuchte Blutprodukte übertragen worden war. Er begann mit einer medikamentösen Kombinationstherapie, auf die er aber nicht gut ansprach. Die Hautläsionen breiteten sich aus, und Matthias litt immer häufiger an schmerzhaft geschwollenen Beinen und dadurch bedingt an Gehproblemen. Er wurde in die Palliativstation eingewiesen, um die Behandlung der Schmerzen und der Lymphödeme an den Beinen überprüfen zu lassen.

Die Behandlung schien gute Fortschritte zu machen, und Matthias war ein «beliebter» Patient, der sich gut mit dem Personal und den anderen PatientInnen verstand. Doch er war immer still und niedergeschlagen, wenn das Personal versuchte, mit ihm über seine Entlassung zu sprechen. Er klagte, dass es wieder Probleme mit der Schmerzbehandlung gebe, schlief schlecht und rief in den frühen Morgenstunden oft nach den Pflegenden der Nachtschicht, damit sie sich zu ihm setzten. Einmal beklagte er sich nachts bitterlich bei Frank, einem Pflegehelfer, er fühle sich nutzlos und sei verzagt. Er hatte gemerkt, dass die Ärzte im Hospiz der Meinung waren, er «drücke sich vor der Arbeit» und solle wieder nach Hause geschickt werden; er war dagegen der Ansicht, er könne sich nicht mehr selbst versorgen. Er war sehr erleichtert, an einem Ort zu sein, wo es Personal gibt, dass sich um ihn kümmert, «falls etwas passieren sollte», und ihn vor Einsamkeit bewahrt.

3.2 Einfühlsame Rückmeldung

Wenn Frank mehr auf die von Matthias geäußerten Gefühle (und weniger auf inhaltliche Details) achtet, wird er heraushören, dass Matthias ängstlich und einsam ist, sich Sorgen um seine Zukunft macht und sich nutzlos fühlt. Ein weiteres Thema könnte Ärger sein. Eine der grundlegendsten Aufgaben in dieser Situation ist ebenso einfach wie wichtig: Frank muss Matthias das Gefühl geben, gehört und, wenigstens bis zu einem gewissen Grad, verstanden worden zu sein. Dies ist besonders wichtig, da Matthias sich unter anderem auch darüber beklagt, dass andere ihm offenbar nicht glauben oder die besonderen Schwierigkeiten seiner Situation nicht richtig einschätzen. Es reicht nicht aus, dass Frank sich Matthias' Sorgen mit großem Einfühlungsvermögen anhört. Wenn die Begegnung eine therapeutische Wirkung haben soll, muss der Pflegehelfer Matthias auch vermitteln, dass er seine Äußerungen versteht und akzeptiert und ihn als Mensch ernst nimmt.

3.3 Joviale Beschwichtigung/Probleme abwiegeln

Es wäre nicht gerade hilfreich, wenn Frank als Reaktion auf Matthias' Sorgen versuchen würde, ihn einfach zu beruhigen oder «versöhnlich zu stimmen» und seine Bedenken als völlig grundlos hinzustellen: «Oh, Matthias, seien Sie nicht albern. Ich bin ganz sicher, dass die Ärzte Sie nicht für einen Drückeberger halten» oder: «Jetzt machen Sie sich aber schlechter, als Sie sind, Matthias – Sie haben so gute Fortschritte gemacht, und ich bin sicher, dass Sie zu Hause besser zurechtkommen, als sie glauben.» Auch wenn beide Reaktionen in gewisser Hinsicht «objektiv» wahr sind, berücksichtigt keine Matthias' augenblickliche Empfindungen und Emotionen.

Ebenso unzulässig wäre es, wenn Frank Matthias' Äußerungen mit einer spaßigen Bemerkung quittieren («Einsam ohne uns? Du liebe Güte, ich hätte eher gedacht, Sie wären froh, die ganze Mannschaft nicht mehr sehen zu müssen!») oder ein Gespräch darüber von vornherein unterbinden würde: «Oh je, das ist jetzt schon die zweite Nacht hintereinander, dass Sie nicht schlafen können. Möchten Sie ein Schlafmittel?» Matthias hätte in dem Fall sicher das Gefühl, missverstanden und vielleicht auch nicht ernst genommen zu werden. Er wird einen weiteren Versuch, über seine Gefühle zu sprechen, für sinnlos halten und noch mehr Angst vor der Zukunft haben. Wenn ein Patient mit einer Krankheit, von der er weiß, dass sie fortschreitet und Schmerzen verursacht, den Eindruck hat, die anderen glauben ihm nicht, dass er leidet, dann wird er sich fragen, wie sie erst reagieren werden, wenn seine Symptome wieder auftreten oder sich verschlimmern.

3.4 Vorsicht vor übereilten Schlüssen

Frank glaubt vielleicht, dass er sofort versteht, was Matthias meint. Doch auch wenn Matthias deutliche Signale gegeben hat, heißt dies noch nicht, dass Frank deren Bedeutung richtig einschätzen kann. Wenn Matthias ärgerlich ist, worüber ärgert er sich am meisten? Fühlt Matthias sich «nutzlos», weil er das Gefühl hat, keine Kontrolle mehr zu haben und «nichts mehr zu Wege zu bringen» wie früher in seinem Beruf (Selbsteffizienz), oder weil er sich unwichtig und wertlos fühlt (Selbstachtung)?

3.5 Hypothesenbildung und Neugier

In diesem Fall stehen für die Gesundheitsfachleute zwei beraterische Fähigkeiten im Vordergrund: Erstens die Fähigkeit, *Hypothesen zu bilden,* d. h. anhand der Erfahrungen und Äußerungen von PatientInnen nach möglichen Erklärungen und Bedeutungen zu suchen. Welche Gründe könnte Matthias haben, ärgerlich oder ängstlich zu sein? Was könnte Matthias veranlassen, die Kompetenz bzw. Behandlung der Ärzte in Frage zu stellen? Zweitens die Fähigkeit, *neugierig zu bleiben,* d. h. immer anzunehmen, dass man noch nicht alles verstanden hat. Gesundheitsfachleute, die neugierig bleiben, neigen weniger dazu, an ihrer Interpretation der Äußerungen und Verhaltensweisen von PatientInnen festzuhalten (Cecchin, 1987). Frank könnte die Hypothese aufstellen, dass Matthias den Ärzten deshalb misstraut, weil er ohne eigenes Verschulden mit HIV infiziert wurde, doch vielleicht spielt dies für Matthias überhaupt keine Rolle. Frank könnte die Hypothese aufstellen, dass Matthias aufgrund seiner Kindheitserlebnisse der Abhängigkeit von anderen Menschen ablehnend gegenübersteht, doch möglicherweise ist dies für Matthias völlig bedeutungslos.

Frank könnte so beginnen: «Es tut mir leid, dass Sie so mutlos sind. Ich glaube, dass viele PatientInnen in einer solchen Situation Angst haben und sich einsam fühlen, das ist ganz normal. Möchten Sie, dass ich bleibe und wir uns noch weiter darüber unterhalten, oder wollen Sie sich lieber ausruhen?» Mit dieser einfühlsamen Antwort akzeptiert Frank Matthias' Einsamkeit und Angst und signalisiert ihm, dass er über diese Emotionen mit dem Personal sprechen kann und dass viele kranke Menschen solche Emotionen haben (Normalisierung).

3.6 Wahlmöglichkeiten anbieten

Die Reaktion beinhaltet ein ernst gemeintes Angebot zur Fortsetzung des Gesprächs, aber es bleibt Matthias überlassen, ob und wann das Gespräch fortgesetzt wird. Wird bei solchen Gesprächen konsequent darauf geachtet, ob der Patient weitermachen will, dann ist dies bereits eine Stärkung des Patienten und damit das genaue Gegenteil von professioneller Neugier und «Besserwisserei», die den Interessen der Gesundheitsfachleute dient und nicht dem Patienten (Ellis, 1997). Vergleichen Sie selbst, wie sich das folgende Angebot im Hinblick auf die Wahlmöglichkeiten von dem obigen unterscheidet: «Es tut mir leid, dass Sie so mutlos sind. Wir können morgen weiter darüber reden, wenn Sie möchten» oder: «Soll ich den Berater bitten, morgen mit Ihnen darüber zu sprechen?» Beide Reaktionen bieten Matthias nicht die Möglichkeit, hier und jetzt mit Frank zu reden.

3.7 Angebot zur Fortsetzung des Gesprächs

Sollte Matthias das Gespräch fortsetzen wollen, wäre Frank gut beraten abzuwarten, wie Matthias das Gespräch fortsetzen möchte. Der Patient hat verschiedene Gefühle und Probleme zum Ausdruck gebracht, und der Pflegehelfer sollte nicht versuchen, für ihn zu entscheiden, was am wichtigsten ist. Wenn er jedoch nicht genau weiß, wie er weitermachen soll, dann kann Frank ihn animieren, seine emotionsgeladenen Äußerungen zu erklären. Zum Beispiel so: «Ich glaube, Sie sagten so etwas wie ‹falls etwas passieren sollte›. Es würde mich interessieren, was Sie damit meinen» oder: «Sie sagten, dass Sie sich manchmal ‹nutzlos fühlen und verzagt sind›. Können Sie das näher erklären?» oder: «Das klingt, als hätten Sie im Moment ziemlich viele Probleme. Was macht Ihnen denn am meisten Sorgen?»

3.8 Beendigung des Kontakts

Falls Matthias das Gespräch nicht fortsetzen will, kann Frank ihm ein Angebot machen: «Bitte, rufen Sie mich, wenn Sie wieder einmal reden möchten oder wenn Sie irgendetwas brauchen.» Damit wird zum einen die Akzeptanz solcher Kontakte und Gespräche bestätigt und zum anderen die Möglichkeit offen gelassen, dass Matthias Hilfe anderer Art benötigen könnte (z. B. Schmerzlinderung, Körperpflege usw.). Die Anwendung beraterischer Fähigkeiten in therapeutischen Gesprächen über Probleme sollte auf die körperlichen/biomedizinischen Bedürfnisse der PalliativpatientInnen abgestimmt sein und sie ergänzen. Gespräche mit Matthias über seine Situation könnten ihm auf längere Sicht helfen, aber dies schließt eine gleichzeitige medikamentöse Behandlung nicht aus.

3.9 Die Einbeziehung des Gesamtkontextes

Wenn Frank den Gesamtkontext seiner nächtlichen Unterredung mit diesem verzweifelten Patienten berücksichtigt, wird ihm klar werden, dass Matthias aufgrund seiner Lebensgeschichte und seiner früheren Unabhängigkeit womöglich ärgerlich über sich selbst ist, weil er seine Situation nicht «besser» in den Griff bekommt und sich deswegen schämt. Frank könnte sich auch fragen, ob die Tatsache, dass Matthias seine Kindheit in Waisenhäusern und Heimen verbringen musste, ihn nicht sehr vorsichtig gemacht hat, wenn es darum geht, sich mit Autoritätspersonen (wie z. B. den leitenden Gesundheitsfachleuten im Hospiz, die mit ihm über seine Entlassung sprechen wollen) auseinanderzusetzen oder ihnen direkt zu sagen, dass seine Gefühle verletzt wurden. Matthias sollte befähigt werden, offener mit den anderen Personalmitgliedern im Hospiz zu sprechen, besonders über das heikle Thema Entlassung, das im Raum steht.

3.10 Parteinahme versus Befähigung zur Auseinandersetzung

Es wäre falsch, durch Parteinahme für Matthias seinen Klagen über die skeptische Haltung der anderen Personalmitglieder zuzustimmen (Sympathie anstatt Empathie): «Oh, ich weiß, wovon Sie sprechen. Ich rege mich jedes Mal auf, wenn Patienten wie Sie zu früh entlassen werden. Dasselbe ist erst letzte Woche einem anderen Patienten passiert, den ich kenne, und am nächsten Tag war er schon wieder hier.» Dies würde zwar erst einmal bewirken, dass Matthias sich nicht so allein fühlt, ihn aber nicht in die Lage versetzen, offener mit den anderen Personalmitgliedern zu kommunizieren, sondern ihm lediglich das Gefühl geben, dass im Pflegeteam Uneinigkeit herrscht.

Die Art und Weise, wie Frank mit Matthias über diese Dinge spricht, kann Matthias helfen, seine Kommunikation mit anderen zu verändern und die Reaktionen der Gesundheitsfachleute auf seine Gefühle besser einzuschätzen. Allein das Gespräch mit dem Pflegehelfer hätte dann eine therapeutische Wirkung und würde Matthias zudem noch in die Lage versetzen, ein Risiko einzugehen und anderen seine Probleme zu offenbaren. Wenn er dies schafft, kann das Palliative-Care-Team leichter herausfinden, welches seine Ziele sind, und besser mit ihm über unterstützende Maßnahmen sprechen. Es könnte gut möglich sein, dass für Matthias die Vermeidung von Einsamkeit ein wichtigeres Ziel ist als die Rückkehr nach Hause. Doch mit einfühlsamer Unterstützung (z. B. Betreuung in einer Tagesstätte) lassen sich beide Ziele realisieren.

In weiteren Gesprächen muss dann geklärt werden, welche Rolle und Aufgaben Matthias übernehmen muss, um das Personal bei der Planung seiner Pflege zu unterstützen. Dabei helfen folgende einfache Fragen: «Worüber haben Sie schon mit den Ärzten gesprochen?» oder: «Wer sollte sonst noch über Ihre Probleme informiert werden, damit wir versuchen können, alles nach Ihren Wünschen zu regeln? Wie wollen Sie es ihnen sagen?» Diese Reaktion stärkt Matthias und lässt ihm mehr Entscheidungsfreiheit als die simple Empfehlung: «Sie müssen unbedingt mit einem Sozialarbeiter darüber sprechen. Wenn der keinen Rat weiß, dann ist Ihnen nicht zu helfen.»

Fallbeispiel 10

Pia war fest entschlossen, vor ihrem Brustkrebs nicht zu «kapitulieren». Obwohl sie immer häufiger an Atemnot litt und sich kurz zuvor zwei Rippen gebrochen hatte, wollte sie unbedingt an einem «fund-raising walk» (Marsch zur Geldbeschaffung) nach Land's End teilnehmen, den das Zentrum für Komplementärmedizin organisiert hatte. Bestärkt wurde sie in ihrem Vorhaben von ihrem Geistheiler Thomas, der in dem Zentrum regelmäßig «Visualisierungssitzungen» für KrebspatientInnen abhielt, bei denen die TeilnehmerInnen aufgefordert wurden, ihren Kampfgeist zu stärken und ihn wie einen «spirituellen Laser» gegen die Krebszellen in ihrem Körper zu richten. Pia hatte eine gute Beziehung zu ihrem Arzt, der froh war, dass sie «sich nicht geschlagen gab».

Pias Partnerin Alessandra, die schon lange mit Pia zusammenlebte, nahm Emma, die Gemeindeschwester, bei einem ihrer Hausbesuche beiseite. Sie bat Emma, Pia davon zu überzeugen, dass es besser sei, nicht an der Wanderung teilzunehmen. Alessandra erklärte, sie mache sich nicht nur Sorgen um Pias Gesundheit, sondern auch um ihre beiden kleinen Kinder, Lisa und Anne. Sie war der Meinung, Pia wolle «nicht wahrhaben», wie krank sie wirklich sei, und setze sich unnötig der Gefahr aus, sich völlig zu verausgaben und sich noch mehr Knochen zu brechen. Alessandra sagte, die Kinder wären ohnehin schon sehr besorgt um ihre Mutter und hätten Schlafprobleme. Sie war der Meinung, es würde die Kinder zu sehr belasten, wenn ihre Mutter in einer solchen Situation über Nacht wegbliebe.

3.11 Bewältigungsstrategien

Wenn die Bedürfnisse von Betreuungspersonen und PatientInnen berücksichtigt werden sollen, kommt es häufig zu Spannungen, weil die an der Pflege beteiligten Personen unterschiedliche Interessen haben, sich über die Ziele nicht einig sind und andere Bewältigungsstrategien bevorzugen. Einige Strategien setzen auf Aktivität und Problemlösung, andere auf Emotionen (Lazarus und Folkman, 1984). Nach Stroebe und Stroebe (1995: 203) gibt es folgende Bewältigungsstrategien:

- Konfrontation (z.B. Gefühle «herauslassen», für irgendetwas kämpfen – den Kampfgeist stärken)
- Distanzierung (z.B. möglichst nicht über die Situation nachdenken)
- Selbstkontrolle (z.B. keine Gefühle zeigen und so weitermachen, «als wäre nichts geschehen»)
- soziale Unterstützung suchen (z.B. andere um Rat bitten, mit anderen über seine Gefühle sprechen)
- Verantwortung übernehmen (z.B. Selbstkritik üben und geloben, «beim nächsten Mal» alles anders zu machen)
- Flucht/Vermeidung (z.B. auf Wunder hoffen, eine Fantasiewelt aufbauen, sich mit Essen trösten, rauchen)
- gezielte Problemlösung (z.B. Pläne machen, den Lebensstil ändern)
- positive Neubewertung (z.B. darüber nachdenken, «was wirklich wichtig ist», sich mit Glaubensfragen auseinandersetzen, sich «als Mensch» weiterentwickeln).

3.12 Können Bewältigungsstrategien helfen?

Solche Bewältigungsstrategien sind wertvolle psychische Ressourcen, auf die Menschen in belastenden Situationen zurückgreifen können. Doch ob sie helfen können, mit einer Stresssituation oder Krankheit fertig zu werden oder damit zu leben, hängt von folgenden Faktoren ab:

- von der Art des Problems (die Distanzierung von den Symptomen eines vermuteten, nicht diagnostizierten, aber behandelbaren Krebses hat ganz andere Implikationen als die Distanzierung von den Symptomen eines diagnostizierten, inoperablen Krebses)
- von den Überzeugungen und dem persönlichen Stil des Menschen, der mit der Situation fertig werden muss
- von den Überzeugungen und dem persönlichen Stil der Menschen, die mit ihm in der Situation leben
- von der Mühe, die es kostet, die Strategie umzusetzen.

In der Praxis werden meistens mehrere Strategien gleichzeitig angewandt, die dann im Laufe der Zeit und in Abhängigkeit von der Situation abwechselnd bevorzugt werden.

In Situationen wie in unserem obigen Fallbeispiel sollten Gesundheitsfachleute mit Hilfe von Hypothesen versuchen, Gründe (mögliche Erklärungen) für die Bitte zu finden, damit sie die Person, die um Hilfe bittet, verstehen und sich in sie einfühlen können. Alessandras Bitte um Hilfe zeigt Emma, dass Pias aktuelle Bewältigungsstrategien sich nicht mit denen ihrer Partnerin decken:

- Wenn Alessandra über ihre Partnerin sagt, sie wolle ihre Krankheit «nicht wahrhaben», dann handelt es sich vermutlich um eine Mischung aus Konfrontation (die durch die Krankheit gesetzten Grenzen werden infrage gestellt), Distanzierung (die Schwere der Krankheit wird, bewusst oder unbewusst, heruntergespielt) und Suche nach sozialer Unterstützung (durch ihre Selbsthilfegruppe). Es ist durchaus möglich, dass Pia ihre Haltung als Kampfgeist und nicht als Verleugnung bezeichnen würde.
- Alessandra dagegen setzt auf soziale Unterstützung (durch die Gemeindeschwester) und gezielte Problemlösung (was wird aus den Kindern?). Emma könnte auch überlegen, ob hinter Alessandras Sorge um die Kinder nicht der Versuch steht, sich von ihren Gefühlen gegenüber der Krankheit ihrer Partnerin zu distanzieren oder sie zu verbergen (Selbstkontrolle).

3.13 Selbstreflexion und Unvoreingenommenheit

Als Gesundheitsfachleute müssen wir unsere eigenen Annahmen und Ansichten über die Bewältigung von Krankheiten einer gründlichen Überprüfung unterziehen (Nordman et al., 1998). Wenn es uns gelingt, unsere Gefühle und Vorurteile zu kontrollieren, können wir die Probleme, die uns begegnen, unvoreingenommen betrachten. Kann Emma besonders gut nachempfinden, was Kinder fühlen, die auf ihre Mutter verzichten müssen (weil sie vielleicht selbst Kinder im gleichen Alter hat), dann wird sie sehr aufpassen müssen, dass sie nicht sofort für Alessandra Partei ergreift und sich gegen Pia stellt («Die armen Kinder. Sie brauchen ihre Mutter in dieser Situation mehr denn je; das würde ich Pia gern einmal begreiflich machen. Ob sie eigentlich weiß, wie sich so etwas auf Kinder auswirkt?»). Hält Emma dagegen «Kampfgeist» für eine besonders gute Strategie zur Bekämpfung von Krebs (weil sie damit vielleicht selbst ihren Krebs einige Jahre zuvor «besiegt» hat), dann wird sie besonders darauf achten müssen, dass sie Alessandra nicht unbewusst das Gefühl gibt, nicht verstanden worden zu sein («Ich verstehe ja, dass Sie sich Sorgen machen, aber vielleicht ist das nun mal Pias Art, mit den Dingen fertig zu werden. Jeder muss das tun, was er für richtig hält.»).

Wir sind nicht für oder gegen eine bestimmte Kombination von Bewältigungsstrategien, die Pia und Alessandra anwenden sollten. Es kommt einzig und allein darauf an, dass die Pflegeperson anderen nicht ihre Sichtweise aufzwingt, sondern ihnen hilft, ihre Strategien zu benennen, sich damit auseinanderzusetzen und darüber nachzudenken, inwieweit ihre Strategien mit denen der anderen übereinstimmen.

Emma hat also die schwierige Aufgabe, Alessandra glaubwürdig zu vermitteln, dass sie ihre Gefühle akzeptiert und an weiteren Gesprächen interessiert ist, und gleichzeitig neutral zu bleiben und nicht für eine Seite Partei zu ergreifen. Therapeutische Neutralität darf nicht mit Kälte verwechselt werden. Es geht vielmehr darum, ein ausgewogenes Verhältnis zu den Bezugspersonen in einem System aufrechtzuerhalten und Flexibilität im Hinblick auf zukünftige Interventionen und Maßnahmen zu ermöglichen. Eine Parteinahme für Alessandra würde sich sehr negativ auf Emmas Verhältnis zu Pia und vielleicht auch auf das Verhältnis zu Pias Arzt und den anderen Mitgliedern der Selbsthilfegruppe auswirken. Eine Antwort wie: «Darüber kann ich mir kein Urteil erlauben – das müssen Sie schon mit ihr klären», wirkt ziemlich gefühllos und ist wenig hilfreich.

Angemessener wäre diese Reaktion: «Danke, dass Sie mich über Lisa und Anne informiert haben. Ich wusste nicht, dass sie Schlafprobleme haben. Eine solche Krankheit ist wohl für alle ein Problem. Was hat Pia gesagt, als Sie mit ihr darüber gesprochen haben?» Damit erkennt Emma an, dass alle unter Pias Krankheit leiden, und sie nimmt Alessandras Vorstoß ernst und animiert sie, über ihre eigene Verantwortung bei der Lösung des Problems nachzudenken, anstatt die Angelegenheit für Alessandra zu regeln.

Falls Alessandra antwortet: «Ich weiß, dass sie unbedingt teilnehmen will, und da dachte ich, es wäre besser, wenn Sie es ihr sagen», könnte die Pflegeperson erwidern: «Stellen Sie sich einmal vor, Sie würden versuchen, mit Pia darüber zu reden – was würden Sie ihr sagen?» Diese Reaktion soll Alessandra helfen, ihre Bedenken und Vorstellungen für eine eventuelle Diskussion mit Pia in Worte zu fassen.

Fallbeispiel 11

Eric war das jüngste von Edwin und Michaelas Kindern. Er war 19 und lebte noch zu Hause bei seinen Eltern, wollte aber Kurse belegen, die von der Stadt und den Handwerksverbänden angeboten wurden, um wie sein Vater Elektriker zu werden. Das Geld, das er mit Gelegenheitsarbeiten verdiente, sparte er, um von zu Hause ausziehen zu können. Er und seine Freundin Marsha träumten davon, in einer eigenen Wohnung zu leben, doch weder seine noch ihre Familie befürwortete diese Idee.

Eric bekam Gleichgewichtsprobleme und Muskelschwäche, er wirkte in sich gekehrt und ziemlich deprimiert, was seine Familie wunderte, da er immer sehr lebhaft gewesen war. Die Probleme verschlimmerten sich, und schließlich erhielt die Familie die vorläufige Diagnose: eine neue Variante der Creutzfeldt-Jakob-Krankheit.

Die Familie war am Boden zerstört. Marsha brach ihre Beziehung zu Eric ab und stellte auch ihre Besuche ein. In der Zeit, als Eric immer häufiger im Bett blieb und zunehmend Artikulationsschwierigkeiten hatte, verbrachte sein Vater die Abende immer häufiger außer Haus und trank, während seine Mutter ihre Teilzeitstelle als Lehrerin an einem College aufgab, um zu Hause zu bleiben und sich um Eric kümmern zu können. Nach einer Weile stellte sie ein Klappbett in seinem Zimmer auf und schlief neben ihm.

Der Hausarzt, der die Familie gut kannte, war begreiflicherweise schockiert und besorgt über die Krankheit, aber er machte sich auch Sorgen über den Bruch zwischen Edwin und Michaela und den offenkundigen Mangel an Kommunikation in der Familie.

3.14 Beratung im Vorfeld

Der Wert beraterischer Fähigkeiten zeigt sich nicht nur dann, wenn Gesundheitsfachleute auf Äußerungen oder Fakten reagieren müssen. Beraterische Fähigkeiten sind auch unverzichtbar, wenn es darum geht, mit Blick auf eine klinische Situation Hypothesen zu bilden, die schon im Vorfeld anzeigen, welche Maßnahmen zur Unterstützung geeignet sind. Das bedeutet, dass die Gesundheitsfachleute gewissermaßen schon im Vorfeld mit den PatientInnen und ihren Familien in Beziehung treten, anstatt sich einfach an starren Konzepten zu orientieren. Deshalb sollten Gesundheitsfachleute unbedingt darauf achten, worüber *nicht* gesprochen wird oder was unausgesprochen bleibt, damit sie den Familienmitgliedern helfen können, anders miteinander zu kommunizieren.

3.15 Die psychosoziale Typologie einer Krankheit

Die Auswirkungen, die eine Krankheit auf einen Patienten und seine Familie hat, dürfen nicht allein an körperlichen Dingen festgemacht werden, denn die psychischen und sozialen Aspekte einer Krankheit spielen eine ebenso große Rolle («Psychosoziale Typologie», Rolland, 1994, Kap. 2). Wichtige psychosoziale Aspekte sind:

- wie «schmachvoll» oder stigmatisierend die Krankheit ist (z. B. AIDS versus Herzerkrankung)
- ob die Krankheit mit einem bestimmten Lebensstil in Verbindung gebracht wird (z. B. Prostatakrebs versus Lungenkrebs)
- ob die Krankheit die Kommunikation und/oder die kognitiven Fähigkeiten beeinträchtigt (z. B. Magenkrebs versus Hirntumor)
- ob andere die Krankheit für ansteckend oder erblich halten
- ob der Ausgang der Krankheit gewiss oder ungewiss ist (z. B. Creutzfeldt-Jakob-Krankheit versus Brustkrebs)
- ob die Krankheit für andere sichtbar oder unsichtbar ist
- ob die Krankheit schon vorher in der Familie aufgetreten ist
- ob die Symptome der Krankheit ständig vorhanden sind oder periodisch auftreten.

In dem beschriebenen Fall weiß der Arzt, dass die Creutzfeldt-Jakob-Krankheit selten auftritt und relativ neu ist. Die Familie kennt vermutlich keine Fälle aus ihrem unmittelbaren Umfeld oder aus der Volkskultur und weiß daher auch nicht, wie man mit einer solchen Krankheit «umgeht»; wahrscheinlich kennt sie auch keine anderen Familien, die Ähnliches durchgemacht haben. Darüber hinaus gibt es kaum Hilfsmöglichkeiten und Hilfsorganisationen, die im Fall so häufig vorkommender Krankheiten wie Diabetes oder Krebs reichlich vorhanden sind. Abgesehen von den psychosozialen Belastungen, die diese seltene Krankheit mit sich bringt, weiß man bis heute nur, dass es sich bei der Creutzfeldt-Jakob-Krankheit um eine irreversible und unheilbare Erkrankung handelt, die von quälenden Symptomen begleitet ist, unter anderem auch von gravierenden kognitiven und kommunikativen Störungen, und zum Tod führt.

3.16 Die Krankheit und ihr Einfluss auf den Lebenszyklus der Familie

Ein Blick auf die Familienstruktur zeigt, dass die Krankheit viele «normale» Entwicklungsprozesse im Lebenszyklus der Familie zunichte gemacht oder sogar umgekehrt hat (Rolland, 1994; Carter und McGoldrick, 1999). Zu einer Zeit, als die Familie sich darauf einstellen konnte, dass Eric bald erwachsen sein und sein eigenes Leben führen würde, ist er aufgrund seiner Krankheit und Pflegebedürftigkeit selbst bei einfachen Körperpflegemaßnahmen in hohem Maße auf seine Familie angewiesen.

Die Krankheit ist nicht nur wegen der Symptomatologie und der Aussicht auf einen «frühen» Tod traumatisch (in diesem Fall stirbt ein Kind vor den Augen seiner Eltern), sondern sie tritt auch noch zu einem Zeitpunkt auf, als die Familie vor großen Veränderungen steht. Die Creutzfeldt-Jakob-Krankheit hat völlig neue Belastungen mit sich gebracht, und dies zu einem Zeitpunkt, als sich Edwin und Michaela die Chance bot und/oder die Aufgabe stellte, ihre Beziehung als Ehepaar neu zu definieren und Pläne für ihre weitere Zukunft zu entwickeln.

3.17 Wie soll der Arzt sich verhalten?

Natürlich könnte der Arzt in diesem Fall die Familie in ihrer schwierigen Situation einfach beobachten und abwarten, bis von ihrer Seite Signale kommen, die ihm zeigen, dass nun der Zeitpunkt für Gespräche gekommen ist. Doch er sieht, worauf das Ganze hinausläuft: Es findet keine Kommunikation statt, die Krankheit verschlechtert sich, die psychosozialen Belastungen sind groß und eine sofortige Intervention ist dringend erforderlich. Aber er muss auf eine Art und Weise vorgehen, die die Familie als Unterstützung und nicht als Angriff empfindet.

3.18 Ungeeignete Reaktionen

Das Ehepaar würde Schuldgefühle bekommen, wenn der Arzt bei einem Hausbesuch das Thema so zur Sprache bringt: «Mir ist aufgefallen, dass Sie beide im Moment nicht sehr gut miteinander auskommen. Ich sehe, dass Sie stark belastet sind, und da habe ich mir überlegt, ob wir nicht versuchen sollten, die Dinge zwischen Ihnen wieder in Ordnung zu bringen, damit wir am gleichen Strang ziehen.»

Würde der Arzt bei einem Hausbesuch nur Michaela antreffen und sagen: «Oh, ist Edwin mal wieder nicht da? Ich glaube, wir müssen uns mal zusammensetzen und darüber reden, damit Sie mehr Unterstützung bekommen», dann könnte dies zur Folge haben, (a) dass Michaelas feindliche Gefühle gegenüber ihrem abwesenden Mann noch verstärkt werden, (b) dass Michaela durch die implizite Kritik an ihrem Mann in die Defensive gedrängt wird und (c) dass die unausgesprochene Annahme gestützt wird, dass in erster Linie natürlich Michaela für Erics Pflege zuständig ist, ungeachtet dessen, ob sie sich dieser Aufgabe auf Dauer gewachsen fühlt oder nicht.

Auch diese Äußerung wäre problematisch: «Ich weiß, dass diese Krankheit Sie beide stark belastet, und deshalb möchte ich Ihnen eine Eheberatung bei unserem Praxisberater empfehlen.» Auch wenn die Probleme komplex sind und eine gute Eheberatung in der Tat hilfreich wäre, muss der Arzt seine Empfehlung zuerst mit dem Ehepaar besprechen, damit sichergestellt ist, dass die beiden den Vorschlag als Unterstützung und nicht als Kritik verstehen.

3.19 So geht es besser

Sinnvoller wäre es, wenn der Arzt bei einem Hausbesuch versuchen würde, ein Gespräch mit dem Ehepaar zu beginnen: «Ich habe in letzter Zeit viel über Sie und Edwin nachgedacht und dabei ist mir klar geworden, wie problematisch es für Sie sein muss, dass Eric an dieser Krankheit leidet, wo er doch noch so jung ist. Ich hoffe, Sie nehmen mir meine Frage nicht übel, aber ich würde gerne wissen, wie Sie als Familie mit all den Problemen fertig werden. Ist Ihnen das recht?» Diese Reaktion ist angemessen und aufrichtig; das Thema wird nicht als Eheproblem behandelt, sondern als eine Sache, von der die ganze Familie betroffen ist.

3.20 Das Ehepaar lehnt ab

Die Bemerkung des Arztes animiert zwar zur Fortsetzung des Gesprächs, gibt Edwin und Michaela aber auch die Möglichkeit abzulehnen. Wenn sie antworten: «Nun ja, eigentlich kommen wir ganz gut zurecht. Nett von Ihnen, dass Sie sich erkundigen, aber im Augenblick wollen wir lieber nicht darüber sprechen», dann kann der Arzt das Gespräch auf eine Art und Weise abschließen, die diese Entscheidung respektiert und gleichzeitig die Möglichkeit für weitere Gespräche offen lässt: «In Ordnung. Denken Sie daran, ich bin auch für Sie beide da, nicht nur für Eric, also lassen Sie mich wissen, wenn ich Ihnen irgendwie helfen kann.» Die Reaktion zeigt: Der Arzt respektiert die Entscheidung des Ehepaares, bestätigt, dass er beide als Ressource der Familie ansieht, und macht deutlich, dass es wichtig ist, über familiäre Probleme zu sprechen und nicht nur über Symptome. Es wäre nicht ratsam, zu diesem Zeitpunkt auf eine Fortsetzung des Gesprächs zu drängen, zumal der Arzt das Gespräch von sich aus begonnen hat, anstatt auf entsprechende Signale des Ehepaars zu reagieren.

3.21 Ein Ehepartner möchte reden, der andere nicht

Ein Ehepartner lehnt das Gespräch ab: «Wir kommen schon ganz gut zurecht, aber trotzdem vielen Dank», doch der andere widerspricht (z. B. indem er die Äußerung mit verächtlichem Schnauben und Kopfschütteln begleitet oder sagt: «Du kommst vielleicht gut zurecht, aber ich nicht.»). Der Arzt kann in diesem Fall erwidern: «Sie meinen, dass die Familie im Augenblick ganz gut zurecht kommt, aber Sie (wendet sich dem anderen zu) scheinen da anderer Ansicht zu sein. Können Sie Ihre Haltung ein wenig näher erläutern?» Der Arzt übernimmt eine wichtige Rolle, denn er hilft dem Ehepaar, die durch die unterschiedlichen Auffassungen über die Situation entstandene Spannung auszuhalten, und er akzeptiert die geäußerten Bedenken, ohne für eine Seite Partei zu ergreifen.

In diesem Fall muss der Arzt sich sehr umsichtig und neutral verhalten. Er muss sich abwechselnd mit beiden Partnern unterhalten und sich vergewissern, ob der eine Partner die Äußerungen des anderen genauso sieht («Edwin sagt, dass er sich über [x] Sorgen macht, aber ich glaube, dass Sie in einigen Punkten anderer Ansicht sind. Wie denken Sie über [x]?»).

Sobald klar ist, dass einer das Gespräch fortsetzen möchte, der andere gewisse Dinge aber lieber für sich behalten würde, kann der Arzt sagen: «Ich sehe, dass jeder anders mit der Situation umgeht. Wenn einer von Ihnen sich weiter mit mir unterhalten möchte, würde ich mir gerne etwas mehr Zeit nehmen und das Gespräch in der Praxis fortsetzen. Sagen Sie mir also Bescheid, wenn Sie dies wünschen.» Ein Versuch, das Gespräch mit beiden Ehepartnern zu diesem Zeitpunkt fortzusetzen, wäre sinnlos, denn dann macht sich der Arzt den Partner, der das Gespräch ablehnt, womöglich zum Feind und belastet so die weitere Beziehung.

3.22 Das Ehepaar ist einverstanden

Hat das Ehepaar nichts dagegen, dass der Arzt sich nach der familiären Situation erkundigt, könnte er das Gespräch so beginnen: «Ich glaube, dass Sie alle sehr unter dieser Krankheit zu leiden haben, aber ich würde gerne wissen, wer in der Familie außer Eric am meisten darunter leidet» und weiter: «Wissen Sie warum?» oder so: «Ich habe darüber nachgedacht, was im Zusammenhang mit der Krankheit für Sie am schwersten sein könnte – und ich vermute, dass jeder von Ihnen die Frage anders beantwortet. Edwin, was ist für Sie am schwersten? Und für Sie, Michaela?»

3.23 Fragen zur Situationsbewältigung

Fragen zur Situationsbewältigung (George et al., 1990) wie etwa: «Was hilft Ihnen, mit der Situation fertig zu werden?» und: «Wie werden Sie dabei von Ihrem Partner unterstützt?» dienen zum einen dazu, die Schwierigkeiten zu akzeptieren, und zum anderen, die Bewältigungsstrategien und Ressourcen der Familie kennen zu lernen. Den Familienmitgliedern helfen die Fragen erstens, sich bewusst machen, was ihnen wirklich hilft. Zweitens kann es für sie von Vorteil sein zu erfahren, was andere von ihren Bemühungen halten. Drittens lässt sich mit Hilfe der Fragen feststellen, ob es aktuelle Probleme gibt, für die wenige oder ineffektive Bewältigungsstrategien zur Verfügung stehen, womit geklärt wäre, wo weitere Interventionen ansetzen müssen.

Falls dem Arzt die Beziehung zwischen den Ehepartnern Sorgen macht, kann er sie durch bestimmte Fragen animieren, sich in die Lage des anderen zu versetzen: «Was wird Ihrer Ansicht nach für Edwin am schwersten sein, wenn es Eric allmählich immer schlechter geht? Wie wird er darauf reagieren?» Es geht hier nicht um die Antworten, sondern darum, dass die Ehepartner lernen, sich solche Fragen selbst zu stellen und darüber zu sprechen. Außerdem signalisieren die Fragen, dass dies Dinge sind, die zur Pflege und Begleitung gehören und durchaus mit dem Arzt besprochen werden können.

In diesem Stadium steht nicht der Rat des Fachmannes im Vordergrund, sondern der Arzt will

- die Ehepartner befähigen, über die Dynamik innerhalb der Familie zu sprechen, wenn sie dies wollen, und ihnen vermitteln, dass eine Diskussion über psychosoziale und familiäre Themen ebenso legitim ist wie eine Diskussion über biomedizinische Aspekte der Behandlung
- den Ehepartnern helfen, die Dinge, die sie bereits tun und als effektiv empfinden, wahrzunehmen und sie sich als Verdienst anzurechnen
- zusammen mit den Ehepartnern herausfinden, welche Aspekte des Familienlebens Probleme verursachen und weiterer Beobachtung bedürfen und sie zur Diskussion darüber befähigen.

Es geht nicht darum, dass der Arzt sich intensiv um all diese Aspekte kümmert. Wichtig ist, dass er die Ehepartner dazu bringt, in dieser Weise miteinander zu kommunizieren, und dass er sich vergewissert, ob ihnen diese Art der Kommunikation hilft. Abschließend könnte der Arzt sagen: «Danke, dass Sie sich die Zeit genommen haben, meine Fragen zu beantworten. Mich würde noch interessieren, ob es Ihnen geholfen hat, dass wir uns zusammengesetzt und über Ihre Situation gesprochen haben?» Wenn das Ehepaar dies bejaht, kann er ihnen ein Angebot machen: «Wir arbeiten in unserer Praxis mit einem Eheberater zusammen. Natürlich werde ich Eric und Sie weiterhin besuchen und Ihnen für Gespräche über familiäre Probleme zur Verfügung stehen, wenn Ihnen das hilft, aber ich möchte Sie noch fragen, ob Sie an einem Gespräch mit unserem Berater interessiert wären.»

3.24 Merksätze

- Die meisten Gesundheitsfachleute haben den Wunsch, anderen Menschen zu helfen. Doch damit die PatientInnen und ihre Angehörigen nicht entmündigt werden, müssen die Gesundheitsfachleute es sich zur Aufgabe machen, die PatientInnen zur Selbstpflege zu befähigen.
- Wenn Gesundheitsfachleute sich in PatientInnen einfühlen, können sie deren Ziele und Probleme besser verstehen. Einfühlsame Reaktionen geben den PatientInnen Rückmeldung über ihre Äußerungen und bieten ihnen die Möglichkeit, die Gesundheitsfachleute zu korrigieren.
- Vorschnelle oder unangebrachte Beschwichtigung hilft den PatientInnen nicht, sondern entmündigt sie und führt dazu, dass sie nicht mehr über ihre Probleme sprechen, unrealistische Erwartungen entwickeln und das Vertrauen verlieren.
- Um die PatientInnen gesprächsbereit zu machen, müssen Gesundheitsfachleute deren Sorgen und Probleme akzeptieren und normalisieren. Dazu gehört auch die Erteilung der «Erlaubnis», über gefürchtete Themen zu sprechen, die sonst immer ausgeklammert werden.
- Viele PatientInnen mit einer schweren Krankheit sind in ihren Wahl- und Kontrollmöglichkeiten stark eingeschränkt. Echte Wahlmöglichkeiten, und sei es nur in unbedeutenden Aspekten der Pflege, stellen ihre Selbstständigkeit teilweise wieder her.
- Eine wichtige beraterische Fähigkeit ist die Hypothesenbildung. Dabei geht es darum, alle «infrage kommenden Möglichkeiten» in Betracht zu ziehen und sie für weitere Nachforschungen und Interventionen zu nutzen. Die Hypothesen müssen die Wechselwirkung zwischen der Art der Krankheit (ihrer psychosozialen Typologie), dem Stadium des Lebenszyklus, in dem sich Patient und Familie befinden, sowie dem persönlichen Stil des Patienten und seinen Erfahrungen berücksichtigen.
- Neugier auf die PatientInnen macht Gesundheitsfachleute offen für Rückmeldungen, die anzeigen, dass Hypothesen korrigiert werden müssen, und motiviert die Gesundheitsfachleute, nach Ressourcen und Bewältigungsstrategien zu suchen, die von den PatientInnen bereits genutzt werden.
- Die wichtigsten Ressourcen der PatientInnen sind ihre psychischen Bewältigungsstrategien. Unter bestimmten Umständen beeinflussen diese Strategien das psychische Befinden der PatientInnen positiv. In einigen Fällen decken sie sich mit den Bewältigungsstrategien der Gesundheitsfachleute und Angehörigen, in anderen nicht.

- Gesundheitsfachleute müssen diesen Strategien gegenüber neutral bleiben und den PatientInnen helfen, die Effizienz der Strategien zu überprüfen. Diese Neutralität lässt sich durch Auseinandersetzung mit den eigenen Überzeugungen und Verhaltensweisen aufrechterhalten.
- Therapeutische Neutralität ist wichtig im Umgang mit Ehepartnern und Familienmitgliedern, die ihre Probleme unterschiedlich beurteilen.

Mit Verlusten leben

4.1 Einleitung

Verluste gehören zu den beherrschenden Themen in der Palliative Care. Als Gesundheitsfachleute müssen wir uns bemühen, sensibel dafür zu werden, was andere als Verlust empfinden, denn unsere Fähigkeit, empathisch zu reagieren und zu helfen, wird davon bestimmt, was wir als Verlust wahrnehmen können.

Es gibt körperliche Verluste, die von der Krankheit und/oder Behandlung herrühren. Andere Verluste haben mit Veränderungen zu tun, die die Beziehung oder die Einstellung betreffen. Es gibt Verluste, die schon eingetreten sind, und solche, die eintreten können, aber deshalb nicht als weniger schmerzlich empfunden werden. Wir müssen stets bedenken, dass jede «Art» von Verlust für jeden eine andere Bedeutung hat.

In diesem Kapitel werden drei Beispiele diskutiert, in denen es um Verluste verschiedener Art geht. In allen drei Fällen müssen die Gesundheitsfachleute den PatientInnen Unterstützung gewähren und Hoffnung vermitteln, ohne sie jedoch in unangemessener Weise zu beruhigen oder die Schwere des Verlustes zu bagatellisieren.

Fallbeispiel 12

Yolande, 45 Jahre alt, litt an ALS (amyotrophische Lateralsklerose), die sehr schnell fortschritt. Ungefähr drei Monate zuvor, als die Diagnose gestellt wurde, hatte Yolande bemerkt, dass sie Gleichgewichtsstörungen bekam und Schwierigkeiten hatte, mit den Fingern kleine Gegenstände zu greifen. Seitdem konnte sie auch nicht mehr normal atmen, und die Kraft und Kontrolle der Gliedmaßen nahm immer mehr ab. Sie kam ins Hospiz, als «ihre Beine nicht mehr mitmachten» und sie sich nicht mehr allein fortbewegen konnte; zur gleichen Zeit hatte ihr Ehemann Sam, 58 Jahre alt, einen leichten Herzanfall und musste ins Krankenhaus. Yolande kam ins Hospiz, um sich während der Behandlungsdauer ihres Mannes eine Atempause zu gönnen und zur Besinnung zu kommen. Sobald für eine angemessene Pflege gesorgt wäre, sollte sie dann wieder nach Hause entlassen werden.

Yolande war bei ihrer Ankunft im Hospiz sehr verzweifelt und desorientiert, beruhigte sich aber bald wieder. Wenn sie nicht schlief, verbrachte sie die meiste Zeit vor dem Fernsehapparat in ihrem Zimmer; sie schien nur ungern über ihre Entlassung zu sprechen. An ihrem fünften Tag im Hospiz verhielt sie sich sehr abweisend gegenüber der Beschäftigungstherapeutin, die ihre Selbstpflegefähigkeit feststellen wollte, und schrie sie an: «Hören Sie auf, mich zu belästigen, Sie wissen sehr gut, dass ich mittlerweile überhaupt nichts mehr tun kann. Ich bin hier gut aufgehoben, gehen Sie weg.»

Kurze Zeit später kam eine Pflegende zu ihr, um ihr beim Waschen zu helfen. Als sie fertig war, sagte Yolande zu ihr: «Könnten Sie wohl der netten jungen Frau sagen, dass es mir leid tut? Ich bin heute ziemlich deprimiert und habe einfach keine Lust, über die Entlassung nachzudenken. Ich möchte auch nicht, dass sie wieder kommt. Ich glaube, Sam wäre überfordert, und ich bin hier besser aufgehoben. Bitte lassen Sie die Tür offen, wenn Sie gehen, das Zimmer ist so klein und ich fühle mich von den Wänden erdrückt, besonders nachts. Bitte lassen Sie die Tür offen, ich möchte sehen, wie die Leute vorbeigehen.»

4.2 Auf PatientInnen eingehen, wenn sie uns brauchen

Im Gegensatz zu einer Pflege, die sich an den Bedürfnissen der Gesundheitsfachleute orientiert, geht es bei der patientenzentrierten Pflege darum, sehr genau auf Hinweise von PatientInnen zu achten, die anzeigen, welche Bedürfnisse und Probleme sie haben. Darüber hinaus gilt es sorgfältig zu beobachten, zu welchen Gelegenheiten die PatientInnen Gespräche und Unterstützung suchen, und dann flexibel darauf zu reagieren, anstatt sie zu nötigen, ihre Bedürfnisse zu äußern, wenn Zeitpunkt und Situation den Gesundheitsfachleuten genehm sind. Dies ist ein Grund, weshalb alle Mitglieder des Palliative-Care-Teams von guten beraterischen Fähigkeiten profitieren.

4.3 Körperliche Pflege als Möglichkeit, Vertrauen aufzubauen

Pflegenden ist bekannt, dass die meisten PatientInnen während der intimen körperlichen Pflege, wenn sie sich relativ «ungezwungen» mit dem Personal unterhalten können, offener über ihre verborgenen Gefühle und Ängste sprechen als in förmlichen Situationen, wenn sie in Anwesenheit von ÄrztInnen, BeschäftigungstherapeutInnen, BeraterInnen und leitenden Pflegepersonen eingeschätzt und untersucht werden. Gute und einfühlsame körperliche Pflege ist für manche PatientInnen eine Möglichkeit, mit Gesundheitsfachleuten in Beziehung zu treten und Anerkennung zu erfahren (Lawler, 1991). Haben sie erst einmal Vertrauen gefasst, wagen sie auch, offen über ihre Sorgen zu sprechen.

4.4 Reaktion auf der falschen Ebene

Yolandes Äußerungen in dem obigen Fallbeispiel beinhalten viele Signale, die der Pflegenden mehr Ansatzpunkte bieten als Yolandes Reaktion auf die Beschäftigungstherapeutin. Ungeeignet wäre eine knappe Erwiderung, die sich nur auf den Inhalt der Bitte bezieht: «Gut, Yolande, selbstverständlich gebe ich Ihre Entschuldigung weiter. Ich bin sicher, sie wird Sie verstehen. Die Tür soll offen bleiben, sagten Sie? Und rufen Sie mich, wenn Sie noch etwas brauchen.» Die Reaktion zielt auf die Erfüllung der konkreten Wünsche der Patientin ab («etwas für andere tun»), berücksichtigt aber nicht die emotionale Ebene von Yolandes Äußerung. Zudem verschenkt die Pflegende eine Gelegenheit, Yolandes Gefühle anzuerkennen und ernst zu nehmen («akzeptieren») und weiter nachzuforschen, wie sie ihre Krankheit wahrnimmt («Bedeutung zuordnen»).Werden diese Dimensionen der Pflege beachtet, können gleichzeitig auch die Aspekte «stärken» und «etwas für andere tun» abgedeckt werden, was die Beschäftigungstherapeutin zu tun versuchte.

4.5 Abblocken des Gesprächs

Man könnte sich in diesem Fall verleiten lassen, ganz sachlich auf Yolandes Äußerung zu reagieren, gerade weil sie so viele Signale beinhaltet. Diese relativ junge Patientin muss erleben, dass ihre stark behindernde Krankheit äußerst schnell fortschreitet und sie jetzt schon sehr einschränkt; hinzu kommt noch die schwere Krankheit ihres Mannes und die Sorge um seine Zukunft. Yolandes Gefühl, von den Wänden erdrückt zu werden, zeigt ihre Verzweiflung über den bereits eingetretenen Verlust ihrer Mobilität und Unabhängigkeit (in gewisser Hinsicht wird ihre Welt durch die Krankheit tatsächlich immer kleiner) und ihre Angst vor den noch zu erwartenden Verlusten bis hin zu der Möglichkeit zu ersticken (Bright, 1998). Ihre auffällige Angst vor dem Alleinsein kann mit der Angst vor einem solchen Tod zusammenhängen. Falls die Pflegende aus irgendeinem Grund sich gerade schwach oder erschöpft fühlt oder unbedingt gehen will, weil ihr Dienst zu Ende ist, könnte sie in Versuchung geraten, ein tiefer gehendes Gespräch «abzublocken». Für die Gesundheitsfachleute in der Palliative Care ist es wichtig, dass sie auf sich achten und ihre Integrität schützen, doch darf dies nicht zu Lasten der Pflege ihrer PatientInnen gehen.

4.6 Die Beziehung thematisieren

Ist die Pflegende im Stande, sich auf ein längeres Gespräch einzulassen, kann sie Yolande animieren, darüber zu sprechen, was sie fühlt, wenn sie an ihren Ehemann und/oder ihre Isolation denkt: «Ich habe das Gefühl, Sie machen sich große Sorgen um ihren Mann und seinen Zustand und haben Angst, ihn zu belasten. Wie ist er denn so, Ihr Sam?» und sie dann offen und direkt bitten, ihr mehr über diese wichtige Beziehung zu erzählen. Anhand dieser Informationen kann das Pflegeteam sich ein Bild von Yolandes sozialem Umfeld machen und feststellen, ob die Voraussetzungen für die häusliche Pflege gegeben sind.

Bedingt durch den Herzanfall ihres Mannes muss Yolande auf eine wichtige Quelle sozialer Unterstützung verzichten, und sie hat schwere Bedenken, dass sich Sams Zustand verschlechtert, wenn sie nach Hause kommt und er mit ihrer Pflege belastet wird. Womöglich fühlt Yolande sich irgendwie schuldig oder befürchtet, ihre Krankheit könnte mit dazu beigetragen haben, dass er einen Herzanfall hatte. Interesse an Yolandes Beziehung zu ihrem Ehemann zu bekunden, ist eine gute Möglichkeit, solch sensible Themen zur Sprache zu bringen.

Fallbeispiel 13

Sylvie Duvall und ihr Partner Dieter, mit dem sie schon lange zusammenlebte, hatten zwei Kinder, Alain (9) und Dennis (4). Sylvie hatte Brustkrebs, und nach einer Strahlentherapie wurde ihr eine Brust amputiert. Die Onkologin beruhigte Sylvie und sagte ihr, nach ihrer Ansicht bestünden gute Aussichten auf eine «vollständige Wiederherstellung», da der Krebs «im Frühstadium» entfernt worden war. Die Onkologin schlug Sylvie ein weiteres Gespräch nach einigen Monaten vor, um sich mit ihr über die Möglichkeiten einer «Rekonstruktion» der Brust zu unterhalten, die aus kosmetischen Gründen durchgeführt werden sollte. In der Zwischenzeit begann Sylvie eine Langzeit-Chemotherapie, um ein Wiederaufflackern des Krebses zu verhindern.

> Leider musste bei der Operation das Lymphknotengewebe unter einem Arm großräumig entfernt werden. Als Folge davon bekam Sylvie Probleme mit Lymphödemen im rechten Arm. Der Lymphstau verursachte eine chronischen Schwellung des Arms, so dass die Haut dort rau wurde und Dellen aufwies. Sylvie war verzweifelt, als sie erfuhr, dass die durch die Lymphknotenexzision verursachten Schäden irreversibel waren. Sie wurde an eine Pflegeperson überwiesen, die auf die Behandlung von Lymphödemen spezialisiert war, um die Schwellung durch Bandagieren und Massage zu reduzieren. Im Laufe der Zeit entwickelte sich eine enge Beziehung zwischen Sylvie und Hannah, der Pflegeperson.
> Obwohl die Schwellung durch die Behandlung ziemlich schnell zurückging, fiel Hannah auf, dass Sylvie bei jedem Besuch niedergeschlagener war. Sie sprach Sylvie darauf an, und die meinte: «Ja, ich bin wirklich ziemlich deprimiert. Ich fühle mich so hässlich mit all dem Zeug, wie eine ausgegrabene ägyptische Mumie. Ich bin mit den Kindern schon seit ewigen Zeiten nicht mehr schwimmen gegangen. Ich würde gern mit Dieter darüber reden, aber je öfter ich es versuche, desto mehr weicht er mir aus. Ich habe das Gefühl, dass wir den Kontakt zueinander verlieren. Seine Mutter ist an Brustkrebs gestorben, und ich glaube, dass er noch viel mehr Angst hat als ich.»

4.7 Weshalb PatientInnen bisweilen nicht nach Problemen gefragt werden

Es kommt vor, dass die Gesundheitsfachleute in der Palliative Care die PatientInnen nicht animieren, über ihre emotionalen oder psychosozialen Probleme zu sprechen. Dies hat folgende Gründe:

- Sie denken, es sei nicht ihre Aufgabe
- Sie befürchten, sie könnten die Probleme des Patienten «aufrühren» und so alles nur noch schlimmer machen
- Sie haben Bedenken, dass sie nicht mit der Reaktion umgehen können, wenn sie «eine Lawine ins Rollen bringen»
- Sie finden, dass ihre Arbeit auch ohne die Probleme der anderen schon hart genug ist.

Sicher gibt es einen Zusammenhang zwischen diesen Faktoren. Wenn Gesundheitsfachleute in einer Organisation eine Funktion haben, die im Wesentlichen auf die körperliche Pflege ausgerichtet ist, und wenn die Anzahl der von ihnen zu pflegenden PatientInnen zusätzlich ziemlich hoch ist, dann ist es nur allzu verständlich, dass sie es problematisch finden, PatientInnen zu animieren, über psychosoziale Schwierigkeiten zu sprechen. Darüber hinaus ist es nicht leicht für sie, Weiterbildungs- und Unterstützungsangebote wahrzunehmen, um gute beraterische Fähigkeiten entwickeln zu können.

4.8 Die Beziehung ist wichtiger als die Rolle

In unserem Fallbeispiel zeigt Hannah, dass sie bereits über gute beraterische Fähigkeiten verfügt und diese effektiv in der patientenzentrierten Beratung zu nutzen versteht. Erstens erkennt sie das Muster, das sich nach und nach in Sylvies Stimmungslage abzeichnet. Zweitens «spiegelt» sie dies auf einfühlsame Art, um Sylvie zu einer Äußerung über ihr psychisches Befinden zu animieren. Dies ist für Sylvie die «Erlaubnis» oder das Signal, dass es durchaus legitim ist, mit einer Pflegeperson, die auf Lymphödeme spezialisiert ist, über ihre Gefühle zu sprechen. In diesem Fall hat Hannah ihre gute Beziehung zu der Patientin mehr genützt als die Rolle der spezialisierten Pflegeperson.

4.9 Aktives Zuhören

Sylvies Äußerungen sind komplex und aufschlussreich, denn sie beinhalten bzw. verweisen auf verschiedene Verlustarten und psychosoziale Probleme. Gesundheitsfachleute mit guten beraterischen Fähigkeiten akzeptieren und respektieren die Äußerungen eines Patienten, d. h. sie vermitteln ihm, dass er gehört und, zumindest bis zu einem gewissen Grad, verstanden wurde und dass sie ein Interesse daran haben, ihn noch besser zu verstehen. Dies setzt voraus, dass Gesundheitsfachleute herausfinden müssen, was der Patient meint, anstatt seine Worte einfach aufzunehmen und zu wiederholen, was zeigt, dass sie den Patienten weder verstehen, noch dass sie Einfühlungsvermögen besitzen.

Durch aufmerksames Zuhören kann Hannah folgende Probleme heraushören:

- Körperbildveränderung; dieses Problem kann sowohl mit Sylvies Selbstbild als auch mit ihrer Vorstellung davon, wie andere sie sehen, zusammenhängen (Price, 1995; Salter, 1997).
- ihre Beziehung zu ihren Kindern und die Auswirkungen ihrer Krankheit und Behandlung auf sie
- Angst vor der Zukunft (z. B. der Hinweis auf ihre Angst und die Erwähnung eines Grabes)
- ihre Beziehung zu ihrem Partner Dieter und die Auswirkungen ihrer Krankheit und Behandlung auf ihn.

Von besonderer Bedeutung ist ihr Hinweis auf den Teufelskreis, der sich zwischen ihr und Dieter entwickelt, was möglicherweise auf seine früheren Erfahrungen im Umgang mit dem Thema Brustkrebs zurückzuführen ist. Sylvie deutet auch Probleme mit der Sexualität und körperlicher Intimität an, wenn sie sagt, dass sie sich hässlich fühlt, und glaubt, dass Dieter und sie «den Kontakt zueinander verlieren». Vielleicht ist dies nicht nur im übertragenen Sinn gemeint.

Es sind in der Tat bereits physische und psychische Verluste eingetreten (Verlust der Körperteile und des Selbstbildes der attraktiven, unversehrten und gesunden Person). Doch Sylvie ist auch belastet durch die potenziellen oder noch zu erwartenden Verluste: der Verlust der guten Beziehung zu ihren Kindern und zu ihrem Partner und vielleicht auch der Verlust des Lebens. Hannah könnte auch heraushören, dass einige Zukunftsängste mit den weiteren Behandlungen in Zusammenhang stehen. Sylvie wurde eine operative Rekonstruktion der Brust vorgeschlagen, doch Auslöser für die Gespräche mit Sylvie waren ja gerade die schädlichen Nebenwirkungen der vorausgegangenen Operation und Behandlung und nicht die Krankheit selbst.

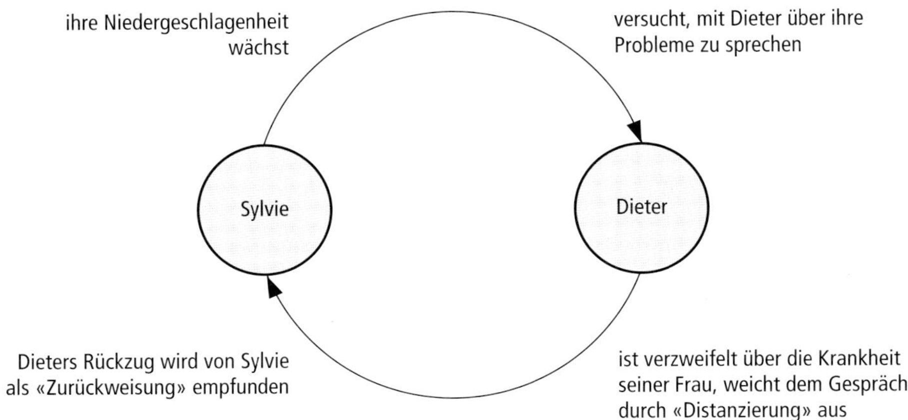

Abbildung 4-1: Der Teufelskreis aus Annäherung und Rückzug.

4.10 Hannah fühlt sich überfordert

Weil das Gespräch intensiv und komplex ist, könnte Hannah sich überfordert fühlen, besonders wenn sie weiß, dass noch zwei andere PatientInnen in der Anmeldung sitzen, oder wenn sie nicht genug Erfahrung oder Souveränität im Umgang mit solchen Gesprächen hat. Sie könnte dann so reagieren:

- Der Patientin schnell jemand anderes empfehlen, der ihrer Ansicht nach mehr therapeutische Erfahrung hat («Oh Sylvie, Sie haben aber wirklich eine Menge Probleme. Ich würde Ihnen vorschlagen, einen Termin mit unserer Beraterin zu vereinbaren. Sie ist sehr nett und hat viel mehr Erfahrung mit solchen Dingen als ich. Sehen Sie mal, hier habe ich einen Prospekt, in dem steht, wie Sie sie erreichen können.»), oder so:
- Abblocken, um eine Fortsetzung des Gesprächs zu unterbinden («Oh Sylvie, Sie haben aber wirklich eine Menge Probleme. Kein Wunder, dass Sie deprimiert sind. Bin jetzt auch gleich fertig mit diesem Arm, nur noch eine Minute stillhalten, und wir haben es geschafft.»).

4.11 Hannah ist zu hilfsbereit

Da sich durch die körperliche Pflege eine enge Beziehung zwischen Hannah und Sylvie entwickelt hat, könnte es sein, dass Hannah versucht, Sylvie aus ihrer Notlage zu «retten» und sie sofort zu beruhigen und zu trösten («Ich denke, das ist eine ganz normale Phase, die viele Leute mit einem Lymphödem durchmachen – versuchen Sie, sich nicht allzu viele Sorgen zu machen. Solange Sie und Dieter sich lieben, werden Sie es schon schaffen.»). Oder sie könnte «sich Sylvies Probleme zu eigen machen» und versuchen, sie auf der Stelle zu lösen («Oh, ich verstehe, wo das Problem liegt: Im Schwimmen gehen nach so einer Operation. Haben Sie schon mit Frau Fischer gesprochen? Das ist eine Pflegeperson, die auf solche Fälle spezialisiert ist. Sie kann Ihnen eine Menge Informationen über Prothesen und entsprechende Spezialbadeanzüge geben.»).

4.12 Einfühlsames Spiegeln der Probleme und die Erlaubnis zur Fortsetzung des Gesprächs

Besser wäre es, wenn Hannah zunächst Sylvies Probleme akzeptieren und ihr zu verstehen geben würde, dass ein Gespräch über solche Themen jederzeit legitim ist. Hannah kann antworten: «Sie sind wirklich in einer schwierigen Situation, Sylvie – die Auswirkungen Ihrer Krankheit auf Alain und Dennis, das Verhältnis zwischen Ihnen und Dieter und dann noch das Problem, dass seine Mutter auch an Brustkrebs gestorben ist. Ich kann mir gut vorstellen, wie Sie sich fühlen. Sie haben erwähnt, dass Sie deprimiert sind – können Sie das näher beschreiben?» Sehr sinnvoll wäre es auch, auf die Hinweise zu reagieren, die sich auf die Gefühle beziehen: «Das hört sich aber gar nicht gut an, Sylvie. Sie sind deprimiert und haben Angst und wirken außerdem ziemlich frustriert und verzweifelt.»

4.13 Der erste Schritt: die Patientin verstehen und mit ihr in Beziehung treten

Dies schließt nicht aus, dass die Pflegeperson der Patientin eine Beratung empfiehlt, ihr Informationen gibt und/oder sie auf spezielle Einrichtungen, wie z. B. den Prothesendienst, aufmerksam macht. Wichtig ist jedoch, dass die Pflegeperson die Bedeutung von Sylvies Äußerungen nicht als gegeben ansieht, sondern dass sie eine Situation schafft, in der diese Bedeutung sich offenbaren kann – eine Situation, in der die Gefühle und Wünsche der Patientin im Mittelpunkt stehen. Gelingt es nicht, diese Gefühle und Wünsche gleich am Anfang festzustellen, dann sind Empfehlungen, die eine Beratung oder Behandlung betreffen, keine patientenzentrierten Reaktionen, sondern nichts als Annahmen und vorschnelle Entscheidungen, die von eigenen Bedürfnissen geprägt sind.

4.14 Die weitere Abklärung der Probleme

Der weitere Verlauf des Gesprächs sollte von Sylvies Reaktionen abhängig gemacht werden. Vielleicht wird Sylvie durch die empathische Spiegelung oder Akzeptanz ihrer Probleme veranlasst, weiter über ihre Sorgen zu sprechen. Gibt ein Patient jedoch viele Hinweise, die verschiedene Probleme betreffen, dann ist es besser zu fragen, was ihn am meisten bedrückt: «Sie haben es momentan sehr schwer, und ich würde gern wissen, was zur Zeit Ihr größtes Problem ist.»

4.15 Kontrolle durch systematische Bearbeitung und Wahlmöglichkeiten

Man kann PatientInnen helfen, ihre Verzweiflung angesichts ihrer schwierigen Lage zu «kontrollieren» oder zu bewältigen, wenn man sie befähigt, ihre Probleme der Reihe nach zu betrachten und sich mit jedem gründlich zu beschäftigen. Manchmal hilft es auch, wenn die PatientInnen ihre Probleme aufschreiben. Dies löst die Probleme zwar nicht, lässt die Situation aber geordnet und kontrollierbar erscheinen und vermittelt das Gefühl, dass es möglich ist, eine unüberschaubare Fülle von Problemen Schritt für Schritt zu lösen.

Man kann die PatientInnen auch selbst bestimmen lassen, über welche Probleme sie zuerst sprechen wollen: «Vielleicht sollten wir uns die Probleme ein wenig genauer anschauen. Womit wollen wir anfangen?» So können die PatientInnen selbst entscheiden, ob sie über die am meisten gefürchteten Themen reden wollen oder lieber über solche, mit denen sie leichter fertig werden. Auch wenn diese Vorgehensweise den PatientInnen mehr Kontrolle oder Wahlmöglichkeiten zugesteht, ist es ihnen unter Umständen erst dann möglich, über peinliche/beängstigende/nicht «akzeptable» Probleme zu sprechen, wenn ihr Gegenüber ihnen dies ausdrücklich erlaubt oder sie ausdrücklich dazu auffordert (Bor et al., 1998: 49).

4.16 So könnte die Fortsetzung des Gesprächs aussehen

Falls Sylvie mehr über die Schwierigkeiten in ihrer Beziehung mit Dieter erzählen möchte, könnte das Gespräch so verlaufen:

Sylvie: «Ich bin manchmal so deprimiert, besonders wenn Dieter und ich eine Auseinandersetzung haben oder er nicht mit mir reden will. Unsere Beziehung war immer sehr eng.»

Hannah: «Das hört sich an, als ob die Krankheit manchmal einen Keil zwischen Sie treibt. Können Sie ein bisschen genauer sagen, wie sich die Krankheit auf Ihre Partnerschaft auswirkt?»

Sylvie: «Es geht nicht nur darum, dass wir nicht miteinander reden – ich fühle mich immer so hässlich, und ich habe das Gefühl, dass er mich schon so gut wie verlassen hat.»

Hannah: «Was meinen Sie damit? Wie kommen Sie darauf?»

Sylvie: «Er hat mich seit der Operation kaum noch berührt, und dies hier auch nicht (zeigt auf den Arm). Ich glaube, er ist davon angewidert, und ich kann es ihm auch nicht verübeln. Es ist manchmal so, als ob wir in verschiedenen Betten schliefen.»

Hannah: «Könnte es auch noch andere Gründe dafür geben, dass Ihre Beziehung sich so entwickelt hat?»

Sylvie: «Ich weiß es nicht. Ich glaube, er hat große Angst vor dem Krebs und davor, dass er wieder auftreten könnte. Außerdem glaube ich, dass er Angst hat, er könnte mir wehtun, wenn wir versuchen, Sex zu haben. Ich bin an den Stellen, wo die Narben sind, ganz wund, und seit ich diese neuen Medikamente nehme, bin ich wie ausgetrocknet. Es ging nicht gut, als wir es vor ein paar Wochen versucht haben, es tat ziemlich weh.»

Hannah: «Hört sich an, als wäre die Situation für Sie beide ziemlich belastend. Kein Wunder, dass Sie Schwierigkeiten haben, sich an die Situation zu gewöhnen – ich denke, dass viele Paare, die von einer solchen Krankheit und Behandlung betroffen sind, im Zusammenhang mit Sex und Intimität ähnliche Probleme haben. Aber dagegen kann man einiges tun. Manchmal lässt sich schon mit ganz einfachen Dingen, wie z. B. mit dem richtigen Gleitmittel, sehr viel erreichen. Unser Informationszentrum hat gute Broschüren und kann Ihnen Hilfsmittel empfehlen, die nützen. Ich weiß, dass das Macmillan-Pflegepersonal Sie und Dieter unterstützen und beraten kann, wenn Sie wollen. Soll ich Ihnen bei der Kontaktaufnahme helfen?»

4.17 Der richtige Zeitpunkt und die richtige Vorgehensweise

Es gilt zu beachten, dass es an diesem Punkt des Gesprächs durchaus angebracht ist, gezielte, problembezogene Empfehlungen zu geben und die Patientin darauf hinzuweisen, dass sie die Möglichkeit hat, sich weiter beraten zu lassen. Hannah hat Sylvie mit dem Gespräch geholfen, ihre Probleme zu äußern und darzustellen, und sie hat ihr das Gefühl gegeben, verstanden worden zu sein. Darüber hinaus hat Hannah der Patientin freie Hand bei der Themenwahl gelassen, so dass sie nun in einer guten Position ist, wenn es darum geht, Sylvie glaubwürdig zu beruhigen und ihr Hoffnung zu vermitteln.

4.18 Gesundheitsfachleute und ihre Rolle als Laien

Gesundheitsfachleute müssen bei den Themen Sex und Sexualität in der Palliative Care, wie auch bei vielen anderen sensiblen und potenziell heiklen Themen, ihre Selbstsicherheit und Kompetenz so weit entwickeln, dass sie den PatientInnen auf eine Art und Weise helfen können, die ihrer Position, Ausbildung und Beziehung zu ihnen entspricht, und sie nicht gezwungen sind, dem starren Grundsatz «alles oder nichts» zu folgen und entweder als Experte oder als unwissender Laie aufzutreten, von dem keine Hilfe zu erwarten ist (van Ooijen, 1996). In unserem Beispiel orientiert Hannah sich an dem häufig verwendeten PLISSIT-Modell (Permission [Erlaubnis], Limited Information [problembezogene Information], Specialist Support [Hilfe durch Fachleute], Intensive Therapy [intensive Behandlung]; MacElveen-Hoehn, 1985), das zur Unterstützung der PalliativpatientInnen bei sexuellen Problemen vorgesehen ist.

Dahinter steht der Gedanke, dass alle Gesundheitsfachleute in der Lage sein sollten, die PatientInnen auf irgendeine Art zu unterstützen, wobei die wichtigste Unterstützung darin besteht, den PatientInnen die Erlaubnis zu geben, Bedürfnisse und Probleme, die das Thema Sexualität betreffen, zu äußern und zu diskutieren. Anschließend können die weiteren Schritte erfolgen: «problembezogene Information» (z. B. der Hinweis, dass die Benutzung eines Gleitmittels Abhilfe schaffen kann und dass solche Schwierigkeiten «normal» und potenziell behandelbar sind), das Angebot, bei der Kontaktaufnahme mit «Fachleuten» zu vermitteln (z. B. Information durch das Macmillan-Pflegeteam) und gegebenenfalls die Einleitung einer «intensiven Behandlung» (z. B. kann manchen Paaren mit der Überweisung an eine/n Sexualtherapeutin/Sexualtherapeuten geholfen werden, wenn sich das Problem mit anderen Maßnahmen nicht beseitigen lässt). Hannah ist sicher keine Sexualtherapeutin, doch aufgrund ihrer beraterischen Fähigkeiten ist sie in der Lage, die einzelnen Schritte des Modells umzusetzen und Sylvie sowohl direkt als auch indirekt zu helfen.

4.19 Andere Möglichkeiten der Fortsetzung des Gesprächs

Hätte Sylvie über andere Probleme gesprochen, wäre das Gespräch natürlich auch ganz anders verlaufen, beispielsweise so: «Ich mache mir im Augenblick wohl am meisten Sorgen um die Kinder. Sie wissen, dass da irgendetwas nicht stimmt, aber ich glaube, sie wissen nicht, was es ist. Ich weiß wirklich nicht, was ich ihnen sagen soll.»

4.20 Beendigung des Gesprächs

Wenn das Gespräch sich dem Ende nähert, könnte Hannah sagen: «Ich glaube, wir haben vorher noch nie über diese Dinge gesprochen. Wie ist es für Sie, wenn Sie mit mir über Ihre Gefühle reden?»

Sylvie: «Tut mir leid, dass ich geweint habe. Ich weiß, dass Sie sehr beschäftigt sind und sich um viele andere Leute kümmern müssen, aber ich bin froh, dass wir uns unterhalten haben. Ich fühle mich manchmal so einsam, und es tut gut, mit jemandem darüber zu sprechen. Ich habe nur das Gefühl, Dieter will gar nichts davon wissen.»

Hannah: «Freut mich, dass es Ihnen geholfen hat – das gehört für mich zu meinem Beruf, und ich würde das Gespräch gern fortsetzen, wenn Sie das nächste Mal kommen und Ihren Arm behandeln lassen. Wenn es Ihnen hilft, mit jemandem zu sprechen, und wenn Sie über viele Dinge nachdenken müssen, dann haben Sie vielleicht auch nichts dagegen, wenn ich die Beraterin bitte, sich mit Ihnen in Verbindung zu setzen.»

Hannah bestätigt Sylvie, dass es legitim ist, mit ihr über emotionale und Partnerschaftsprobleme zu sprechen, aber sie bleibt dabei in ihrer Rolle, denn sie verweist darauf, dass diese Form der Unterstützung zu ihrem Beruf gehört, und bietet Sylvie die Hilfe der Beraterin an.

Fallbeispiel 14

Herr Großmann, ein Geistlicher, erkrankte mit 61 Jahren an Darmkrebs. Er und seine Frau Esther waren in der Gemeinde sehr bekannt und beliebt, und man zeigte großes Verständnis für das Ehepaar, als der Geistliche wegen seines schlechten Gesundheitszustandes sein Ausscheiden aus dem Amt ankündigte. Seine Behandlung bestand aus einer Strahlentherapie, einer Operation, bei der ein Abschnitt des kranken Darms entfernt und der Darm mit einem Stoma verbunden wurde, und einer Chemotherapie. Er sprach gut auf die Behandlung an, und man teilte ihm mit, er müsse nur noch einmal im Jahr zur Kontrolluntersuchung in der Onkologie erscheinen. Ruth, die auf Stomata spezialisierte Pflegeperson, freute sich, wie schnell Herr Großmann lernte, mit seinem Stoma umzugehen.
Ungefähr vier Jahre nach der Operation war die Stelle rund um das Stoma infiziert und entzündet. Auf die Bitte des Arztes nahm Ruth Kontakt mit Herr Großmann auf. Sie sagte:»Schade, dass so etwas passieren muss, wo doch alles so gut bei Ihnen lief. Aber wir werden ganz schnell eine Lösung für Sie finden. Ich glaube nicht, dass Sie sich allzu viele Sorgen machen müssen.» Herr Großmann nickte: «Ja, das hat der Arzt auch gesagt. Ich habe mir aber trotzdem große Sorgen gemacht, weil ich wusste, dass die fünf Jahre bald um sind und der Krebs zurückkommen könnte. Ich hatte große Angst, und es ist schwer, da noch an die Zukunft zu glauben. Man fragt sich immer nur, was hinter der Ecke wartet.» Ruth erkundigte sich höflich nach dem Befinden von Frau Großmann. Herr Großmann antwortete: «Oh, ich denke ganz gut. Ich wollte sie nicht beunruhigen, weil die unangenehme Geschichte mit dem Stoma ihr zu schaffen macht, aber das ist kein so großes Problem, weil wir jetzt getrennte Schlafzimmer haben.»

4.21 Um welche Verluste geht es hier?

In diesem Fall gibt es verschiedene Verluste, die Ruth bedenken muss. Am augenfälligsten ist der Verlust der normalen Darmfunktion infolge des verstümmelnden Eingriffs und eventuell dadurch verursachte Probleme mit der Körperbildveränderung. Herr Großmann deutet an, dass seine Frau sich durch das Stoma gestört fühlt, weshalb sich ihre Beziehung verändert hat: «Wir haben jetzt getrennte Schlafzimmer.» Unklar ist, ob er damit meint, dass ihre Beziehung sich in qualitativer Hinsicht gravierend verändert hat, weil die sexuelle Aktivität und/oder körperliche Intimität fehlt, oder ob der Hinweis auf die getrennten Schlafzimmer lediglich ganz allgemein eine größere Distanz in ihrer Beziehung anzeigt.

4.22 Die Bedürfnisse der Gesundheitsfachleute und die Bedürfnisse der PatientInnen

Herrn Großmanns Äußerungen legen nahe, dass für ihn und seine Frau Distanzierung und Vermeidung die richtigen Bewältigungsstrategien sind. Diese Hypothese gibt Ruth Anhaltspunkte für konstruktive Gespräche und Nachforschungen. Gesundheitsfachleute müssen dabei Aspekte berücksichtigen, die für die PatientInnen wichtig sind, und dürfen sich in ihren Reaktionen nicht von «Besserwisserei» leiten lassen.

Ruth könnte fragen: «Sie sagen, dass Ihrer Frau diese unangenehme Geschichte mit dem Stoma zu schaffen macht – in welcher Hinsicht?» Damit geht sie auf das Problem ein, und sie benutzt eine offene Frage, die zur Fortsetzung des Gesprächs animiert. Ruth könnte sich anschließend erkundigen, ob das Problem mit der körperlichen Intimität zusammenhängt (Burton und Watson, 1998: 62–5) oder ob es Frau Großmann daran erinnert, dass sie bald Witwe sein könnte? Ob es traumatische oder peinliche Zwischenfälle gab, z. B. das Überlaufen oder Platzen des Kolostomiebeutels in der Öffentlichkeit? Mit solchen Fragen lässt sich feststellen, ob diese Krebsart, die den Darm und die Ausscheidung in Mitleidenschaft zieht, so peinlich und stigmatisierend ist, dass sie andere Beziehungsverluste nach sich zieht, z. B. die Einschränkung des Umgangs mit anderen Dorfbewohnern aus Angst vor bestimmten Nahrungsmitteln, peinlichen Zwischenfällen usw.

Es ist sicher nicht unwichtig, auf eine mögliche Veränderung in der Beziehung zwischen Herrn Großmann und seiner Frau zu achten, doch hier besteht die Gefahr, dass die Pflegeperson ihren eigenen Bedürfnissen folgt und Aspekte ignoriert, die dem Patienten wichtig sind. Herr Großmann hatte bereits eindeutige Hinweise auf seine Gefühle und Ängste gegeben, bevor Ruth sich nach seiner Frau erkundigte. Die beharrliche Beschäftigung mit Frau Großmann oder mit der Beziehung der Ehepartner deutet darauf hin, dass Ruth versucht, Themen zu meiden, die entweder den Patienten belasten könnten oder aber für sie selbst problematisch sind.

4.23 Verlust des Vertrauens in die Zukunft und in den eigenen Körper

Herrn Großmanns Äußerungen lassen deutlich erkennen, dass ihn andere Verluste schmerzen. Es ist bemerkenswert, dass er die beschwichtigenden Worte des Arztes und der Pflegeperson selbstsicher und in höflicher Form kommentiert, dann aber deutlich von seiner Angst spricht, die er trotzdem hat. Wenn Ruth aufmerksam auf die unüberhörbaren Signale geachtet hätte, die etwas über seinen emotionalen Zustand aussagen (z. B. «Ich hatte große Angst.»), dann hätte sie gemerkt, dass Herr Großmann sich hilflos fühlt und sich Sorgen um seine Gesundheit macht. In gewissem Sinn hat seine Krankheit ihm die Illusion von der eigenen Unverwundbarkeit genommen, die vielen Menschen Kraft gibt, bis sie ernsthaft krank werden (Altschuler, 1997: Kap. 1). Er hat nicht nur das Selbstbild eines gesunden und leistungsfähigen Menschen verloren, sondern sicher auch seine Zukunftspläne und sein Vertrauen in die Zukunft; Dinge, die er vor seiner Krankheit hatte, als er über sein Ausscheiden aus dem Amt nachdachte (Davy, 1999).

Der Verlust des Vertrauens in die Zukunft und der Verlust des Selbstbildes vom «gesunden» Menschen sind für viele KrebspatientInnen schwerwiegende Probleme, die Gesundheitsfachleute jedoch leicht übersehen, wenn sie PatientInnen vor sich haben, die sich körperlich anscheinend gut «erholt» haben. Vertrauenskrisen werden oft ausgelöst durch neue, für die Gesundheit bedeutsame Ereignisse, die für uneingeweihte Außenstehende meistens völlig belanglos sind, oder sie treten zu Zeiten auf, die eine besondere soziale oder kulturelle Bedeutung haben, wie z. B. das Erreichen des «normalen» Rentenalters oder der Ablauf einer bestimmten Frist nach der Behandlung, der die Ärzte, die Medien und viele andere Menschen eine spezielle Bedeutung zuschreiben. Für viele PatientInnen spielen diese «fünf Jahre» ohne ein Wiederauftreten der Krankheit eine große Rolle, da diese Frist auch häufig in Morbiditäts- und Mortalitätsstatistiken erscheint.

4.24 Verlust des Glaubens

Wenn Herr Großmann den Verlust seines Vertrauens in die Zukunft oder den Verlust seines Selbstbildes als gesunder Mensch beklagt, will er vielleicht auch geistige Dinge, z. B. den Verlust des Glaubens zur Sprache bringen (Anon., 1991). Man kann seine Bemerkung einfach als Ausdruck seiner Zukunftsangst verstehen, doch es ist auch denkbar, dass er damit den Verlust seiner Sicht der Welt samt seinem Platz darin meint (Wright et al., 1996). Wie kann es Herrn Großmann gelingen, seiner Krankheit eine Bedeutung zuzuordnen angesichts der Tatsache, dass er Gott sein Leben lang gedient hat? Hat seine Krankheit seinen Glauben an Gott vollends erschüttert oder glaubt er noch, hat aber Zweifel an seinem Platz im Jenseits? Wenn er sagt, er habe Angst davor, «was hinter der Ecke wartet», meint er dann den Himmel, die Hölle oder das große Vergessen (Kearney, 1996)?

4.25 Orientierung am Patienten

Die Hinweise, die Herr Großmann gegeben hat, verweisen sehr viel stärker auf diese Themen als auf Beziehungsprobleme. Es ist wichtig festzustellen, dass er die Hinweise von sich aus gegeben hat, oder genauer gesagt, dass er, als Reaktion auf die Beschwichtigungsversuche, sich keine Sorgen zu machen, seine Bedenken dargelegt hat. Als Antwort auf seine Hauptsorgen hätte Ruth erwidern können: «Hmm, ich glaube, für Leute wie mich ist es sehr leicht, andere zu beruhigen und Optimismus zu verbreiten, aber in Ihrer Situation sieht alles wohl ein wenig anders aus. Ich glaube, ich habe zu wenig berücksichtigt, wie wichtig diese fünf Jahre für Sie sind und wie viel Angst und

Sorgen Sie sich machen, wenn Sie an die Zukunft denken. Möchten Sie mehr darüber erzählen?» oder kürzer, aber mit dem gleichen Tenor: «Tut mir leid, dass ich nicht bedacht habe, wie viele Sorgen Sie sich machen. Was könnte denn Ihrer Ansicht nach hinter der Ecke warten?»

Beide Reaktionen bestätigen, dass Herr Großmann von Ruth und anderen in unzulässiger Weise beruhigt wurde, sie signalisieren, dass Ruth das Ausmaß seiner Angst versteht, und sie beinhalten die Erlaubnis zur Fortsetzung des Gesprächs, wenn Herr Großmann dies möchte. Es ist höchst unwahrscheinlich, dass Ruth mit diesen Reaktionen Herrn Großmann zusätzlich belastet, denn er hat deutlich zu verstehen gegeben, dass er sich Sorgen um bestimmte Dinge macht, über die er bislang aber weder mit seiner Frau noch mit seinem Arzt sprechen konnte.

4.26 Die Neugier auf die Ressourcen des Patienten wach halten

Nachdem Ruth Herrn Großmann dazu animiert hat, über seine Sorgen zu sprechen, könnte sie fragen: «Was tun Sie, um Ihre Ängste in den Griff zu bekommen?» So kann sie zum einen herausfinden, wo die Unterstützungsmaßnahmen in Zukunft ansetzen müssen, und zum anderen kann sie Herrn Großmann zum Nachdenken über seine psychischen und sozialen Ressourcen veranlassen. Allein die Aufforderung, über ihre Ressourcen nachzudenken, kann PatientInnen stärken, denn dann können sie sich zum einen ihr Handeln als Verdienst anrechnen, und zum anderen wird es für sie leichter, «mehr von dem zu tun, was ihnen nützt», vorausgesetzt man hilft ihnen, es zu erkennen und zu benennen (George et al., 1990).

Herr Großmann: «Also, ich glaube, das letzte Mal, als ich mich so gefühlt habe, war zum Glück mein alter Freund, Pfarrer Meyer aus München, gerade zu Besuch. Er hat mich in meinem Glauben fantastisch bestärkt, auf eine sehr realistische, aber auch sehr inspirierende Art.»

Ruth: «Würde es Ihnen helfen, wenn Sie jetzt Kontakt zu ihm hätten oder zu jemandem, der so ist wie er?»

Herr Großmann: «Nun ja, ich falle meinen Mitmenschen nicht gern zur Last, aber ich denke, er hätte nichts dagegen. Ich habe seine E-Mail-Adresse – vielleicht sollte ich mich wirklich mit ihm in Verbindung setzen, und sei es nur, um ihm meine Grüße zum Fest zu übermitteln.»

4.27 Erkennen, was nicht hilft

Umgekehrt gilt: Hilft man PatientInnen, ineffektive Strategien zu erkennen, dann können sie von sich aus auf diese Strategien verzichten und statt dessen etwas anderes tun. Dies stärkt sie mehr als ein Rat von fachlicher Seite, der ihnen vorgibt, was sie tun und was sie lassen sollen. Dazu ein Beispiel:

Herr Großmann: «Ich hab's mit Beten versucht, aber offen gestanden, das regt mich nur auf – ich finde keine Worte mehr, und ich weiß auch nicht, ob ich wirklich mit dem Herzen dabei bin.»

Ruth: «Halten Sie es für sinnvoll, weiterzumachen, oder würden Sie lieber mal eine Pause einlegen?»

Herr Großmann: «Nein, ich denke, ich sollte keine Pause einlegen, um es in Ihren Worten auszudrücken. Beten ist sehr wichtig für mich, doch ich glaube, Gott erhört einen nur dann, wenn man nicht immer auf die gleiche Art und Weise betet, und vielleicht ist es an der Zeit, dass ich anders bete.»

Ruth: «Zum Beispiel?» (usw.)

4.28 Die Auseinandersetzung mit spirituellen Fragen fördern, anstatt Ratschläge zu erteilen

Wenn Ruth Fragen stellt, die von echter Neugier bestimmt sind und nicht von dem Wunsch, Herrn Großmann zu einer ganz bestimmten Antwort zu verleiten, kann sie ihm helfen, sich mit diesen heiklen spirituellen Themen auseinanderzusetzen, auch wenn sie weiß, dass sie keine Expertin auf dem Gebiet der Religion oder Spiritualität ist. Wenn klar ist, dass Herrn Großmanns Probleme mit Glaubensfragen zu tun haben, wäre folgende Reaktion sinnvoll: «Ich glaube, dass auch andere Geistliche von Zeit zu Zeit solche Zweifel haben. Was würden Sie denn einem Kollegen in einer ähnlichen Situation raten?»

Durch die Aufforderung, Probleme aus einem anderen Blickwinkel zu betrachten, werden die PatientInnen gestärkt und animiert, ihre Bedürfnisse zu äußern und sich mit ihnen auseinanderzusetzen. Mit ihrer Reaktion akzeptiert die Pflegeperson das Problem und veranlasst gleichzeitig den Patienten, einen Schritt zurückzutreten und seine Perspektive zu verändern.

4.29 Die Verknüpfung von Herrn Großmanns Sorgen mit Beziehungsproblemen

Im weiteren Verlauf des Gesprächs könnte Ruth sich erkundigen: «Gibt es noch andere Leute, mit denen Sie über diese Probleme sprechen können?» und «Würde es Ihnen helfen, wenn Sie mit jemandem über diese Ängste sprechen könnten?» So kann sie herausfinden, welche Hilfe Herr Großmann sonst noch braucht. Mit den folgenden Fragen lässt sich feststellen, welche Beziehungsprobleme und Schwierigkeiten das Ehepaar in der Zukunft möglicherweise zu bewältigen hat: «Würde es Ihrer Frau in irgendeiner Weise helfen, wenn Sie mit ihr über einige Ihrer Probleme sprechen würden?» oder auch: «Sie sagten, Sie hätten Angst, der Krebs könnte wiederkommen. Wie würde Ihre Frau reagieren, wenn es so wäre?»

4.30 Merksätze

- PatientInnen, Familienangehörige und das Personal in der Palliative Care haben es mit Verlusten unterschiedlicher Art zu tun, sowohl mit bereits eingetretenen als auch mit solchen, die noch zu erwarten sind. Es ist wichtig, dass Gesundheitsfachleute ein Bewusstsein für die Bandbreite dieser Verluste entwickeln.
- Neben dem Verlust von Körperteilen gibt es auch Verluste, die eine Veränderung der Beziehung, der Anschauungen oder des Selbstbildes beinhalten.

- Ein Verlust hat für jeden Patienten eine andere Bedeutung. Deshalb müssen sich Gesundheitsfachleute davor hüten, die Erfahrungen der PatientInnen durch den Filter ihrer eigenen Werte und Überzeugungen zu betrachten.
- Gesundheitsfachleute müssen es vermeiden, Diskussionen abzublocken, in denen es um Verluste geht, die für sie selbst ein Problem darstellen.
- Sind PatientInnen von mehreren Verlusten betroffen, kann man sie anleiten, die Verluste aufzulisten, nach Wichtigkeit zu ordnen und sie systematisch zu bearbeiten.
- Nicht selten ziehen PatientInnen es vor, sensible Themen einem jüngeren Teammitglied anzuvertrauen. Entscheidend für die Auswahl dieser Person ist nicht ihre offizielle Rolle, sondern die enge und vertrauensvolle Beziehung zu ihr.
- Manchmal bewirkt die Intimität der körperlichen Pflege, dass sich eine vertrauensvolle Beziehung entwickelt, in der die PatientInnen über sensible Themen sprechen können.
- Gesundheitsfachleute müssen über gute beraterische Fähigkeiten verfügen, damit sie auf die Bedürfnisse der PatientInnen eingehen können. Dies bedeutet nicht, dass jeder ein «Experte» auf dem Gebiet der Beratung sein muss. Gesundheitsfachleute sollten jedoch in der Lage sein, nach Art des PLISSIT-Modells effektiv und gezielt zu reagieren, und sie sollten wissen, wie sie sich zu verhalten haben, wenn es darum geht, PatientInnen an SpezialistInnen zu überwiesen.
- PatientInnen, die sich mit bereits eingetretenen Veränderungen oder Verlusten in ihrem Leben auseinandersetzen, entwickeln ein Bewusstsein für ihre eigenen Bewältigungsstrategien.
- Die Sprache, mit der die PatientInnen ihre Probleme darstellen, enthält Hinweise, die Rückschlüsse auf die Bedeutung ihrer Ängste zulassen.

5 Symptommanagement

5.1 Einleitung

Oft haben PatientInnen und ihre Betreuungspersonen mit einer Vielzahl von Symptomen zu kämpfen, die nicht mit der Krankheit (und den Behandlungen) in Zusammenhang stehen. Wir haben die Aufgabe, festzustellen, welche Unterstützungssysteme und Bewältigungsstrategien zur Verfügung stehen und in welcher Weise die Symptome das Leben der PatientInnen und ihrer Angehörigen beeinflussen. Dabei ist es besonders wichtig, zu ergründen, welche *Bedeutung* die PatientInnen ihren Symptomen zuordnen.

Ziel der Palliative Care ist es, Symptome so weit wie möglich zu lindern. Aber wir dürfen uns nicht dazu verleiten lassen, Symptome und Probleme zu behandeln, anstatt den ganzen *Menschen,* der unter den Symptomen leidet.

Die beiden Beispiele in diesem Kapitel machen deutlich, dass Symptome gleichzeitig mehrere Bedeutungen haben können und den Gesundheitsfachleuten Reaktionen abverlangen, die sowohl den körperlichen Prozessen als auch den psychosozialen Gegebenheiten Rechnung tragen.

Fallbeispiel 15

Frau Ostermann, 70 Jahre, litt an einem Tumor, der sich pilzartig an einer Seite ihres Halses ausbreitete. Seit der Diagnose zwei Jahre zuvor hatte sie sich verschiedenen Behandlungen unterzogen, die seine Ausbreitung für eine gewisse Zeit verhinderten. Es stand jedoch fest, dass der Tumor nicht vollständig entfernt werden konnte. Ihre Ärzte meinten, er würde sich so weit ausbreiten, bis er die Luftröhre vollständig blockiert oder, was noch wahrscheinlicher war, bis er die Hauptblutgefäße im Hals infiltriert hatte.
Frau Ostermann lebte allein und war trotz ihrer Krankheit noch mobil, aktiv und versorgte sich selbst. Ihr Mann war zehn Jahre zuvor gestorben, aber ihr Sohn und ihre Tochter wohnten in der Nähe und kamen hin und wieder vorbei. Frau Ostermann galt in der Gemeinde als treue Anhängerin ihrer Kirche, die viele andere Besucher empfing. Dem örtlichen Hospiz war sie durch das Macmillan-Pflegeteam bekannt, aber zuständig für die Palliative Care waren in erster Linie ihr Arzt und Ellen, die Gemeindeschwester, die jeden Tag zum Verbandwechsel kam.
Frau Ostermann war eine lebhafte, redegewandte Frau mit einem ausgeprägten Sinn für Humor, der mit reichlich bissigem Witz versetzt war. Ellen hatte Frau Ostermann schon häufig zu Hause besucht und oft erlebt, dass sie über ihren verstorbenen Mann, ihre Familie und über ihren Beruf als Buchbinderin redete. Aber nur selten sprach sie über ihre Krankheit und über die Zukunft, selbst dann nicht, wenn ihr Verband gewechselt wurde und sie und Ellen sich Geschichten über die Soap-Stars aus dem Fernsehen erzählten.

Eines Tages zuckte Frau Ostermann zusammen und schreckte zurück, als Ellen ihren Verband wechselte. Ellen entschuldigte sich, und Frau Ostermann sagte: «Es sieht heute größer aus, nicht wahr? Letzte Nacht konnte ich fühlen, wie es pulsierte. Ich habe kein Auge zugemacht. Ich versuche, nicht daran zu denken, was passieren wird, aber manchmal bekomme ich furchtbare Angst.»

5.2 Die Bedeutung der Symptome

Wer die Beratungsprinzipien im Rahmen des Symptommanagements zur Unterstützung der PatientInnen einsetzen will, muss den Stellenwert und die Bedeutung der Symptome berücksichtigen und nicht nur die «objektiv» wahrnehmbaren körperlichen Gegebenheiten (Barry, 1996). Obwohl es Frau Ostermann gelingt, Tag für Tag gut zu «funktionieren», und obwohl der Tumor momentan keine großen Schmerzen oder körperlichen Beeinträchtigungen verursacht, wird deutlich, dass selbst kleine Veränderungen des Tumors eine große Bedeutung haben können, insofern als Frau Ostermann veranlasst wird, über eine unerfreuliche Zukunft nachzudenken.

In einer solchen Situation wäre es eine denkbar schlechte Reaktion, das Risiko zu ignorieren, das Frau Ostermann eingeht, wenn sie ihre Angst offenbart. Frau Ostermann hat bereits mitgeteilt, dass diese Angst nicht neu ist, sondern sie schon eine ganze Weile bedrückt, obwohl sie ständig versucht, sie zu verdrängen. Ellen könnte sich zu dieser Antwort verleiten lassen: «Tut mir leid, dass Sie schlecht geschlafen haben. Was können wir denn heute tun, damit Sie nicht mehr darüber nachgrübeln? Morgen gibt's ein Konzert im Hospiz – hätten Sie Lust darauf?» und/oder versuchen, sie zu beruhigen und ihr zu versprechen, «Abhilfe zu schaffen»: «Tut mir leid, dass ich so ungeschickt war, ich wollte Ihnen nicht wehtun. Ich finde, Ihr Hals sieht nicht anders aus als sonst. Soll ich den Arzt um Schlaftabletten für heute Abend bitten, nur für alle Fälle?»

Beide Antworten sind gut gemeint, und zu irgendeinem Zeitpunkt ist es sicher auch sinnvoll, Frau Ostermann Ablenkung und Schlaftabletten in Aussicht zu stellen. Geschieht dies jedoch sofort, wird auf emotionaler oder psychischer Ebene jede weitere Kommunikation über ein höchst beängstigendes Symptom abgeblockt (Faulkner und Maguire, 1994: Kap. 2). Frau Ostermann sagt sehr deutlich, dass ihre gewohnte Taktik der Ablenkung und Vermeidung zum gegenwärtigen Zeitpunkt nicht greift.

5.3 Wer ist in diesem Fall zuständig?

Für Ellen gehört psychologische Unterstützung vielleicht eher zum Aufgabenbereich des Macmillan-Teams, und deshalb fragt sie: «Haben Sie schon einmal mit Ihrer Pflegeperson vom Macmillan-Team darüber gesprochen?» Die Frage nach den von der Patientin genutzten pflegerischen Ressourcen ist durchaus legitim, wenn sie die Reaktion der Pflegeperson ergänzt, aber bedenklich, wenn sie dazu benutzt wird, jede weitere Diskussion zu verhindern oder «den schwarzen Peter weiterzugeben». (Frau Ostermann: «Nein, eigentlich nicht.» Ellen: «Wann kommt sie denn wieder zu Ihnen? An Ihrer Stelle würde ich die Gelegenheit nutzen und ihr von der Angst erzählen und dann mal sehen, was sie dazu sagt. Sie ist nämlich genau die richtige Ansprechpartnerin für solche Dinge.»)

5.4 Ehrliche Rückmeldung über den Zustand

Frau Ostermann erwartet offenbar eine Rückmeldung von der Pflegeperson über die Ausbreitung des Tumors. Bleibt die Antwort aus, wird die Befürchtung bestätigt, dass man über so etwas Schreckliches wie den Tumor besser nicht spricht. Wenn unser Ziel aber die patientenzentrierte Pflege ist, dann müssen wir den PatientInnen vertrauen und ihnen glauben, dass sie auf eine direkte Frage eine offene und ehrliche Antwort wollen.

Findet Ellen den Tumor unverändert, kann sie erwidern: «Also, ganz ehrlich, mir ist nicht aufgefallen, dass der Tumor in der letzten Zeit gewachsen ist, aber ich kann verstehen, dass Sie sich vorstellen, wie er in Ihnen wächst und mit der Zeit immer größer wird. Ich verstehe auch, dass Sie manchmal Angst haben, wenn Sie daran denken. Was könnte Ihrer Meinung nach denn passieren, und wovor haben Sie am meisten Angst?» Sieht der Tumor dagegen wirklich größer aus, dann ist eine einfache Bestätigung eine angemessene und ehrliche Antwort: «Ja, er sieht wirklich größer aus». Diese Antwort lässt sich auch gut mit einem Gesprächsangebot verbinden: «Wovor haben Sie am meisten Angst bei dem Gedanken, was passieren könnte?» Es geht hier vor allem darum, die Patientin zu einem Gespräch über ihre Ängste zu animieren, und zwar in einer Form, die auf ihre Bereitschaft, sich zu äußern, Rücksicht nimmt.

5.5 Das Dilemma bei Gesprächen über beängstigende Probleme

Die Pflegeperson kann in einer solchen Situation die gleichen Fragen stellen, sie sollte jedoch behutsamer vorgehen und sich zuerst erkundigen: «Worüber haben Sie letzte Nacht denn nachgedacht?», bevor sie Frau Ostermann bittet, ihr zu sagen, was ihr dabei am meisten Angst gemacht hat. Wenn man sich langsam an beängstigende Probleme herantastet, sollte man sich ehrlich fragen, ob man dies für den Patienten tut, oder nicht bloß deshalb, weil die Antwort für einen selbst unangenehm und bedrückend sein könnte. Geht die Pflegeperson dabei jedoch allzu vorsichtig vor, dann hat die Patientin vielleicht den Eindruck, dass die Pflegeperson nicht gern über diese Dinge spricht, und versucht womöglich ihrerseits, die Pflegeperson zu schützen, und teilt ihr bestimmte Ängste gar nicht erst mit bzw. bagatellisiert sie (Bor et al., 1998: Kap. 6).

5.6 Offene Fragen versus geschlossene oder Suggestivfragen

Die Pflegeperson muss fähig sein, aufmerksam und mit echter Neugier zuzuhören, was Frau Ostermann zu sagen hat. Wenn die Pflegeperson davon ausgeht, Frau Ostermann habe am meisten Angst davor, zu sterben oder zu ersticken, und sich damit irrt, dann kann sie der Patientin nicht mehr so gut zuhören und auf sie reagieren. Deshalb sind offene Fragen, die weder eine bestimmte Antwort unterstellen noch zu einer bestimmten Antwort verleiten (Faulkner und Maguire, 1994: Kap. 4), besser als geschlossene oder Suggestivfragen («Ich kann mir schon denken, wovor Sie Angst haben – bei dieser Art von Tumor fürchten Sie sich bestimmt davor, zu ersticken.»).

Um zu veranschaulichen, was wir meinen, unterstellen wir zwei Ängste, die Frau Ostermann haben könnte und die ganz unterschiedlicher Art sind. Sie sagt: «Dieses Ding, das mich nachts nicht schlafen lässt, überlegt sich, wie ich, hm, wie ich wohl sterben werde, wenn es denn so weit ist.... Ich muss immer denken, dass ich an meinem eigenen Blut ersticken werde, wie in einem Horrorfilm. Tut mir leid, es ist schrecklich, so etwas zu sagen, aber ich kann nicht anders, ich muss immer daran denken, und ich habe solche Angst.»

Ebenso gut könnten Frau Ostermann aber auch Sorgen quälen, die die Pflegeperson nie erraten würde: «Ich habe eigentlich keine Angst vor dem Sterben, und ich habe viel Zeit gehabt, darüber nachzudenken – ich weiß bloß nicht, ob ich Arthur danach wiedersehen werde. Er war ein so guter Mensch und ist sicher im Himmel; aber ich habe in meinem Leben ein paar ziemlich schlimme Dinge getan, Dinge, von denen er nichts wusste. Ich habe Angst, dass ich auf die andere Seite muss.»

Im ersten Fall könnte die Pflegeperson mit der Patientin offen darüber sprechen, wie die Krankheit fortschreitet und was zum Zeitpunkt des Todes passiert. Im zweiten Fall könnte Frau Ostermann geistlichen Beistand von ihrer Kirche, einem Geistlichen des Palliative-Care-Teams oder von einem/einer BeraterIn benötigen.

5.7 Beendigung des Gesprächs

Zum Abschluss des Gesprächs kann die Pflegeperson Frau Ostermann Folgendes sagen: «Ich bin froh, dass wir heute ein wenig über dieses Thema gesprochen haben, dadurch kann ich nachvollziehen, wie Sie sich im Augenblick fühlen. Ich finde es gut, dass Sie auch gern über andere Dinge reden, aber ich möchte Ihnen noch sagen, dass ich sehr gerne wieder mit Ihnen über dieses Thema sprechen würde, wenn Sie wollen.» Damit erkennt Ellen Frau Ostermanns bewährte Bewältigungsstrategie an und stellt weitere Gespräche über ihre Ängste in Aussicht. Ellen könnte auch noch fragen: «Wäre es wichtig, dass jemand anderes von Ihren Gedanken erfährt?» Dies animiert Frau Ostermann, zu überlegen, wie andere Gesundheitsfachleute oder ihre Familie und FreundInnen sie unterstützen könnten. Sobald sie akzeptieren kann, dass ihre Zeit bald abläuft, könnte es ihr helfen, darüber nachzudenken, ob sie mit ihrer Familie noch Dinge besprechen möchte, die für sie wichtig sind.

Fallbeispiel 16

Herr Jones, 54 Jahre alt, litt an Bauchspeicheldrüsenkrebs, der sechs Monate zuvor diagnostiziert worden war. Er war zur Einschätzung und Behandlung starker Schmerzen bereits zweimal ins Hospiz eingewiesen worden. Jedes Mal, wenn er zu seiner Frau nach Hause zurückkehrte, waren seine Schmerzen dank einer gut abgestimmten Kombination von medikamentöser und apparativer Behandlung durch ein TENS-Gerät gut unter Kontrolle. Doch jedes Mal rief seine Frau nach ein paar Tagen im Hospiz an, erklärte, ihr Mann leide unter «starken Schmerzen», und bat, ihn wieder aufzunehmen.

Herr Jones wird also ein drittes Mal aufgenommen. Während der Arzt sich mit ihm beschäftigt, spricht Anja, die Pflegeperson, nebenan mit seiner Frau. Frau Jones ist in Tränen aufgelöst, sie kann kaum sprechen und schnappt zwischen den Schluchzern nach Luft. Anja sitzt ruhig dabei und wartet, bis ihre Tränen so weit versiegt sind, dass sie wieder sprechen kann, und sagt: «Frau Jones, es tut mir wirklich leid, dass zu Hause wieder alles schlimmer geworden ist. Wir werden tun, was wir können, um Ihnen zu helfen. Wollen Sie mir sagen, was passiert ist?» Frau Jones antwortet: «Ich kann es nicht ertragen, ihn so zu sehen. Er war immer so fit und sah so gut aus. Schauen Sie ihn an, jetzt wiegt er fast nichts mehr und hat ständig starke Schmerzen. Man würde keinen Hund so behandeln, er hat praktisch keine Lebensqualität mehr, und wir warten bloß noch darauf, dass es zu Ende geht. Es ist kriminell. Der Arzt hat doch sicher eine Möglichkeit, etwas zu tun, damit er sterben kann. Mein Mann ist zu stolz, danach zu fragen, er will keine Schwierigkeiten machen, aber er leidet ständig unter starken Schmerzen, und ich habe bloß den einen Wunsch, seinem Leiden ein Ende zu machen. Sie haben gesagt, Sie würden tun, was Sie können. Dann helfen Sie ihm dieses Mal wirklich. Geben Sie ihm nicht nur Tabletten und schicken ihn wieder nach Hause.»

5.8 Euthanasie

Frau Jones spricht ein emotionsgeladenes Thema an, dem man in der Palliative Care häufig begegnet: Euthanasie. Nach gültigem britischem Recht [Anm. d. Bearb.: dies gilt auch im deutschen Recht] darf niemand, Gesundheitsfachleute eingeschlossen, aktive Sterbehilfe leisten, sofern dies das Hauptziel der Intervention ist. Selbst auf die Gefahr, eine komplizierte Rechtslage zu stark zu vereinfachen, heißt dies im Klartext: Es verstößt nicht gegen das Gesetz, einen Patienten einer Behandlung zu unterziehen, deren Nebenwirkungen das Leben verkürzen können, wenn das Ziel der Behandlung nicht die Tötung, sondern die Symptomlinderung ist. Folglich ist es nicht gesetzwidrig, einem Patienten mit starken Schmerzen hohe Dosen Morphium zu verabreichen, auch wenn die Gefahr einer lebensverkürzenden Nebenwirkung auftreten könnte. Nicht erlaubt ist es dagegen, einem Patienten ein Medikament, wie z. B. Morphium, zu verabreichen mit dem Ziel, ihn zu töten, auch wenn er dies wünscht. (NCHSPCS, 1993 und 1997, behandelt diese ethischen Fragen ausführlicher.)

Viele Gesundheitsfachleute in der Palliative Care sind ausdrücklich gegen Euthanasie. Für sie ist Euthanasie etwas, an das man in einer verzweifelten Situation denkt, wenn keine effektive Palliative Care möglich ist. Andere Gesundheitsfachleute sind gegen Euthanasie, aber für die Legalisierung der Hilfe zur Selbsttötung, weil sie es für wichtig halten, dass die PatientInnen neben einer ihre Lebensqualität verbessernden Pflege, Begleitung und Betreuung auch die Möglichkeit bekommen, selbst darüber zu entscheiden, wie sie sterben (siehe Dickenson und Johnson, 1993: Kap. 29–32).

Abgesehen von den gesetzlichen Bestimmungen ist das Thema Euthanasie für Fachleute und auch für PatientInnen/Betreuungspersonen äußerst schwierig, weil es eng mit religiösen und kulturellen Überzeugungen verknüpft ist. Erfahrene Gesundheitsfachleute, die in der Palliative Care arbeiten, entwickeln nicht selten unbewusst durchaus ambivalente Gefühle gegenüber dem Thema Euthanasie, weil sie immer wieder erleben, dass PatientInnen trotz guter Palliativversorgung auf qualvolle und höchst unangenehme Art und Weise sterben, und weil sich ihr anfänglich idealistisches Engagement für die Möglichkeiten der Palliative Care immer wieder der unkalkulierbaren Realität stellen muss.

5.9 Das Tabuthema

Weil Euthanasie ein so heikles Thema ist, sprechen einige Gesundheitsfachleute nur äußerst ungern darüber. Dies macht sich dann auf unliebsame Art und Weise in der Kommunikation mit PatientInnen und Betreuungspersonen bemerkbar. Anja könnte so reagieren: «Frau Jones, Sie wissen genau, dass wir darüber nicht diskutieren sollten, weil es gegen das Gesetz verstößt» oder: «Frau Jones, wir sind gegen Euthanasie, und außerdem verstößt sie gegen das Gesetz. Wir sollten uns lieber Gedanken darüber machen, was wir tun können, damit es Herrn Jones so gut wie möglich geht.»

Mit diesen abwehrenden Reaktionen versucht die Pflegeperson, ihre Integrität zu schützen, allerdings auf Kosten des Patienten und der Betreuungsperson. Frau Jones wird sich missverstanden und bevormundet fühlen und sicher nicht den Eindruck haben, dass das Palliative-Care-Team ihre Sorgen ernst nimmt. Solche unsensiblen Reaktionen verstärken nicht nur das Schuldgefühl, das Frau Jones ohnehin schon haben wird, weil sie den Tod ihres Mannes wünscht, sondern sie ärgert sich vielleicht auch später noch darüber, zu einer Zeit, in der ihr ein großer Verlust bevorsteht und in der sie die zwei misslungenen Versuche, ihren Ehemann zu Hause zu pflegen, verkraften muss.

5.10 Parteinahme

Sollte Anja dem Thema Euthanasie aufgeschlossen gegenüberstehen und für Frau Jones Partei ergreifen und sich damit gegen die anderen Mitglieder des Palliative-Care-Teams stellen, hätte sie einen weiteren Fehler gemacht: «Es tut mir wirklich leid, Frau Jones. Wenn ich Ihnen helfen könnte, würde ich es tun. Ich bin nämlich der Meinung, dass jeder das Recht hat, sein Leben zu beenden, wann er will, aber ich trage hier nicht die Verantwortung.» Dies würde Frau Jones' Vertrauen in die Möglichkeiten der Pflege weiter untergraben. Auch wenn der Fehler hier klar auf der Hand liegt, kommt es vor, dass Gesundheitsfachleute, die im Laufe der Zeit eine enge Beziehung zu einem Patienten aufgebaut haben und sein Leiden hautnah miterleben, sich zu solchen Reaktionen verleiten lassen und so ihrem Gefühl der Machtlosigkeit und Wut Ausdruck verleihen.

5.11 Empathie statt Sympathie

Anja darf Frau Jones' Bitte um Euthanasie weder gutheißen noch ablehnen, sondern sie muss ihre Gefühle und Sorgen respektieren und akzeptieren. Es ist wichtig zu wissen, dass die Akzeptanz der Gefühle keine Zustimmung zu den vorgeschlagenen Lösungen beinhaltet. Hier liegt der entscheidende Unterschied zwischen Empathie (der Versuch, sich in die Situation eines anderen hineinzufühlen) und Sympathie (die eine Person entwickelt, die gleiche Gefühle oder Einstellungen gegenüber einer Situation wie die andere Person hat). Empathie ist der Versuch, etwas mit den Augen eines anderen Menschen wahrzunehmen, wobei die eigene Sichtweise und das Wissen darum erhalten bleiben. Sympathie bedeutet dagegen, wie der andere Mensch zu fühlen und seine Ansichten zu teilen (Tschudin, 1987: Kap. 4).

5.12 Reaktionen auf der Ebene der Gefühle

Wenn Anja zu verstehen versucht, was Frau Jones in diesem Moment empfindet, wird ihr sicher klar, dass sie wütend sein könnte (weil ihr Mann stirbt und weil sie sich von den Gesundheitsfachleuten im Stich gelassen fühlt), aber auch traurig und einsam wegen der bevorstehenden Verluste sowie verzweifelt (über den zu erwartenden schmerzlichen Verlust, über die Situation ihres Mannes und über seine Schmerzen und vielleicht über die Angst vor der drückenden Verantwortung, die sie jedes Mal tragen musste, wenn ihr Mann wieder nach Hause entlassen wurde). Im Gegensatz zu einer «sachlichen» Reaktion, die sich auf das Für und Wider der Euthanasie bezieht, beweist eine Reaktion, die Frau Jones' Gefühle berücksichtigt, dass die Pflegeperson ihre beraterischen Fähigkeiten geschickt einzusetzen weiß.

Anja könnte beispielsweise so antworten: «Ich verstehe, dass es Sie quält, Ihren Mann in diesem schlimmen Zustand zu sehen. Ich habe den Eindruck, dass Sie ärgerlich und verzweifelt darüber sind, was passiert ist, und große Angst vor dem haben, was als Nächstes passieren wird.» Es geht hier nicht darum, Lösungen anzubieten, sondern lediglich darum, die Intensität und Art der Gefühle zu akzeptieren. Vielleicht macht Frau Jones ihrem Ärger dann weiter Luft: «Allerdings, ich bin verdammt wütend – ich bin außer mir, dass Sie ihn in seinem Zustand immer wieder nach Hause schicken, das ist unglaublich.» Dies wäre zwar ziemlich unangenehm für Anja, für Frau Jones dagegen eine Gelegenheit, ihren Ärger über die Situation zu äußern, und für das Palliative-Care-Team eine Chance, mehr über die häusliche Pflegesituation zu erfahren.

Wenn solche intensiven Gefühle im Spiel sind, ist es meistens unklug, nicht auf diese Gefühle einzugehen oder so zu tun, als gäbe es sie nicht. Unklug wäre es auch, zu kontern und Frau Jones zu kritisieren, weil sie diese Gefühle zum Ausdruck bringt. Anjas Reaktion hat Frau Jones jedoch nicht wütend gemacht. Vielmehr hat Anja eine von Frau Jones' Emotionen, nämlich ihren Ärger, angesprochen und Frau Jones damit die Erlaubnis gegeben, auch über ihre anderen Gefühle zu sprechen (Stedeford, 1994: Kap. 10).

5.13 Die Angst vor einer kontinuierlichen Verschlimmerung der Schmerzen bis zum Tod

Frau Jones hätte auch erwidern können: «Ja, ich habe furchtbare Angst. Ich habe so etwas noch nie erlebt, und ich bekomme solche Angst, wenn er Schmerzen hat, und weiß dann einfach nicht, was ich tun soll.»

Anja: «Wovor haben Sie denn am meisten Angst?»

Frau Jones: «Nun ja, ich weiß, dass die Schmerzen immer stärker werden, je weiter die Krankheit fortschreitet, und deshalb habe ich Angst vor der Situation, wenn er stirbt. Zu Hause bin ich dann auf mich allein gestellt.»

Anja: «Ich verstehe. Ich weiß, dass viele Leute glauben, dass die Schmerzen immer schlimmer werden, je weiter die Krankheit fortschreitet, aber Sie müssen wissen, dass dies nicht zwangsläufig so ist. Ich kann verstehen, dass Sie sich fürchten, Ihren Mann zu Hause zu haben, wenn Sie glauben, dass er qualvoll sterben wird. Ich werde für Sie einen Termin für ein ausführliches Gespräch mit dem Arzt vereinbaren und auch mit unserem häuslichen Pflegeteam, damit wir Sie darüber informieren können, welche Hilfe wir anzubieten haben, wenn jemand zu Hause oder hier im Hospiz stirbt.»

Durch das Gespräch werden sicher nicht die Probleme gelöst, von denen Frau Jones gesprochen hat, aber ihre Ängste werden unmittelbar akzeptiert. Darüber hinaus kann Anja Frau Jones vermitteln, dass ihre Sorgen ernst genommen werden, und ihr in Aussicht stellen, dass sie sowohl Informationen als auch Gelegenheiten bekommen wird, Fragen zu stellen. Das Gespräch beinhaltet auch die Möglichkeit zu klären, wo Herr Jones bis zu seinem Tod gepflegt werden soll. Anja lässt sich nicht verleiten, Garantien abzugeben, die sie gar nicht abgeben kann (z. B. die, dass Herr Jones nicht wieder nach Hause geschickt wird), aber sie wiegelt Frau Jones' durchaus verständliche Sorgen hinsichtlich der weiteren pflegerischen Bedürfnisse ihres Mannes auch nicht ab. Anja kann Frau Jones zwar nicht fest versprechen, dass sich die Schmerzen ihres Mannes nicht verschlimmern werden, aber sie vermittelt ihr glaubwürdig, dass es sich hier um eine weit verbreitete, wenn auch meistens unbegründete Befürchtung handelt, über die sie jederzeit mit dem Palliative-Care-Team sprechen kann.

5.14 Wer «hat» das Symptom?

Anja darf sich von der Verpflichtung, Herrn Jones' Symptome zu «kurieren», weder in die Enge treiben lassen noch sollte sie die erbrachten Pflegeleistungen verteidigen. Bei diesem Gespräch geht es in erster Linie um Frau Jones, und Anja hat die Aufgabe, ihr zu helfen, ihre Probleme zu äußern und zu klären und ihr zu vermitteln, dass das ganze Team diese Probleme ernst nimmt. Dies ist ein Fall, in dem das Pflegeteam sich alle erdenkliche Mühe gegeben hat, die Symptome des Krebspatienten zu behandeln, aber die Wahrnehmung dieser Symptome durch die Betreuungsperson oder deren emotionale «Symptome» vernachlässigt hat. Diese emotionalen Symptome verdienen allemal eine ebenso sorgfältige Behandlung wie die des Patienten.

5.15 Die Erkrankung betrifft den Patienten, die Krankheit alle beteiligten Personen

Wenn unser Ziel die ganzheitliche Pflege ist, die die Familie und den sozialen Kontext des Patienten mit einbezieht, müssen wir unterscheiden zwischen der Erkrankung, die ein körperliches Geschehen darstellt, und der Krankheit, die sich auf alle an der Pflege beteiligten Personen auswirkt (Davy, 1999: 29). In gewisser Hinsicht ist es falsch, von Herrn Jones' Schmerzen zu sprechen. Richtiger wäre es zu sagen, dass Herrn Jones' Bauchspeicheldrüsenerkrankung Schmerzsymptome verursacht, die sowohl Herrn Jones als auch Frau Jones beeinträchtigen, wenn auch auf unterschiedliche Art und Weise. Frau Jones' Schmerz wird nicht durch eine Reizweiterleitung der sensorischen Nerven hervorgerufen, sondern hat psychische und emotionale Ursachen, ist aber zweifellos schwer zu ertragen.

Anja könnte noch fragen: «Bitte sagen Sie mir, wie Sie sich fühlen, wenn Ihr Mann zu Hause ist und Schmerzen hat – wie äußert sich das … und was geschieht dann … und wie wirkt sich das auf Sie aus?» So hilft sie Frau Jones, ihre Sicht der Dinge darzustellen, und erfährt gleichzeitig etwas über Herrn Jones' Schmerzmanagement in der häuslichen Umgebung.

5.16 Der vom Patienten wahrgenommene Schmerz

Demnach ist Schmerz also ein Phänomen, das von verschiedenen Faktoren beeinflusst und als Resultat der Interaktion zwischen einer Vielzahl von Faktoren wahrgenommen wird. Einige dieser Faktoren sind biologischer Natur (z. B. Gewebsinvasion und nervale Beteiligung, physiologische Reaktionen auf die Analgesie), einige sind psychologischer Natur (z. B. die Bedeutung, die ein Mensch dem Schmerz zuordnet, oder seine Ansicht darüber, wie der Schmerz langfristig verändert oder behandelt werden kann), andere sind sozialer Natur (z. B. ob ein Patient in einer Umgebung gepflegt wird, die seinem Geschmack und seiner Kultur entspricht, wie andere Menschen auf seine Schmerzwahrnehmung reagieren). All diese Faktoren bedingen den «vom Patienten wahrgenommenen Schmerz» (Woodruff, 1997: Kap. 4).

Diese Schmerzdefinition bietet einerseits mehr Ansatzmöglichkeiten für das Schmerzmanagement und für Interventionen, birgt andererseits aber auch die Gefahr in sich, dass Schmerzen «zu sehr psychologisiert werden» – d. h. dass Probleme beim Schmerzmanagement eher auf soziale und emotionale Gegebenheiten als auf pathologische Ursachen der Erkrankung zurückgeführt werden.

5.17 Die Versuchung, anderen die Schuld für Misserfolge zu geben

Es kann durchaus passieren, dass das Palliative-Care-Team, wenn es unter Druck gerät, versucht, Frau Jones die Probleme mit dem Schmerzmanagement anzulasten. Das Team fragt sich, ob Frau Jones nicht «überreagiert» und kleinste Schmerzäußerungen von Seiten ihres Mannes dramatisiert, und es sieht in Frau Jones' Angst und Verhalten die Ursache dafür, dass Herrn Jones' Schmerzen sich verschlimmern. Es handelt sich hier um einen zwar verständlichen, aber nicht sonderlich klugen Versuch, anderen die Schuld zu geben, wenn etwas misslingt. In diesem Fall verleiten Herrn Jones' Schmerzen Frau Jones dazu, dem Palliative-Care-Team die Schuld zu geben, und es fällt nicht schwer, sich vorzustellen, dass das Pflegeteam nun seinerseits mit Schuldzuweisungen an Frau Jones reagiert. («Er wäre zu Hause gut aufgehoben, wenn sie nicht so einen Wirbel machen würde. Wir bauen ihn hier so weit auf, dass es ihm gut geht, und wenn er dann nach Hause kommt, reagiert sie so hysterisch, dass es kein Wunder ist, wenn er unter Stress gerät.»)

Bei Gesprächen mit Frau Jones muss Anja darauf achten, dass sie ihre eigenen Ansichten über die Situation ausklammert und Frau Jones nicht auf eine Art und Weise befragt, die ihr Schuld unterstellt. Auch bei Diskussionen mit dem Team muss Anja aufpassen, dass Frau Jones' Wahrnehmungen korrekt und vollständig wiedergegeben und nicht von kritischen Kommentaren begleitet werden.

5.18 Merksätze

- Die Auswirkungen, die ein Symptom auf einen Patienten hat, hängen nicht nur von seinem momentanen körperlichen Zustand ab. Es ist wichtig herauszufinden, welche Bedeutung das Symptom für den Patienten hat und wie er dessen weitere Entwicklung einschätzt.
- Die Erkrankung ist identisch mit den körperlichen Prozessen, von denen der Patient betroffen ist, während die Krankheit sich auf alle Menschen auswirkt, die zum sozia-

len Umfeld gehören. Gesundheitsfachleute müssen darauf achten, ob die Angehörigen «Symptome» zeigen, die der Behandlung bedürfen.

- Gesundheitsfachleute, die eine vertrauensvolle Beziehung zu ihren PatientInnen aufgebaut haben, können den PatientInnen am besten helfen, ihren Symptomen eine Bedeutung zuzuordnen.
- Offene Fragen helfen den PatientInnen, ihre Probleme auf ihre Art darzustellen, während geschlossene oder Suggestivfragen meistens dazu dienen, die vorgefasste Meinung der Gesundheitsfachleute zu bestätigen oder deren eigene Bedürfnisse durchzusetzen.
- Schmerz wird von einer Vielzahl biologischer, psychologischer und sozialer Faktoren beeinflusst. Gesundheitsfachleute, die den «vom Patienten wahrgenommenen Schmerz» einschätzen und so die Chancen für erfolgreiche Interventionen erhöhen wollen, müssen die Interaktion zwischen diesen Faktoren berücksichtigen.
- Euthanasie und das damit verbundene Problem der Hilfe zur Selbsttötung sind emotionsgeladene Themen, die in der Palliative Care häufig auftreten, von den Betroffenen aber kaum offen angesprochen werden. Wenn Gesundheitsfachleute Probleme mit diesen Themen haben, werden auch die PatientInnen und ihre Angehörigen zögern, diesbezüglich Probleme zu äußern, was ihre Ängste im Zusammenhang mit dem Symptommanagement und der Art und Weise des Todes verstärkt.
- Die Schuld für Misserfolge wird oft anderen angelastet (auch Betreuungspersonen geben sich nicht selten die Schuld, wenn ein ihnen nahestehender Mensch leidet). Gesundheitsfachleute sollten feststellen, wie sie auf belastende Situationen reagieren, und vermeiden, anderen ein schuldhaftes Verhalten zu unterstellen. Schuldzuweisungen provozieren Schuldzuweisungen von der Gegenseite.

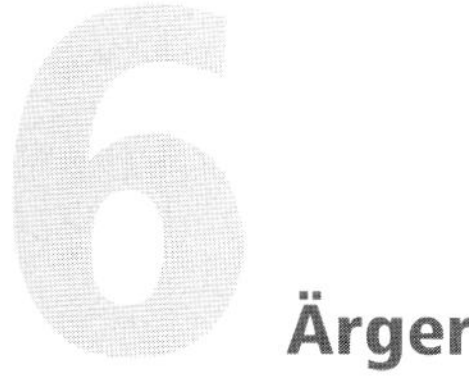

Ärger

6.1 Einleitung

Die meisten Menschen haben keine Probleme sich vorzustellen, wie groß die Angst bei einer lebensbedrohenden Krankheit ist. Bei Gesundheitsfachleuten versagt dagegen das Vorstellungsvermögen, wenn es um Ärger geht, besonders dann, wenn dieser Ärger sich gegen sie richtet oder sie selbst sich über PatientInnen ärgern.

Ärger schadet dem Selbstbild, das uns die Kraft gibt, eine emotional stark belastende Arbeit auszuhalten. Wir genießen die Vorstellung, dass die PatientInnen, die wir pflegen, unsere Hilfe zu würdigen wissen. Doch uns und den PatientInnen das Recht auf Ärger in extrem belastenden Situationen abzusprechen, ist ebenso naiv wie engstirnig (Stedeford, 1994: Kap. 10).

In diesem Kapitel wird anhand von drei Beispielen dargestellt, wie Gesundheitsfachleute produktiv mit Ärger umgehen und ihn therapeutisch nutzen können, anstatt ihn zu leugnen und sich zu rächen oder zu verteidigen.

Fallbeispiel 17

Der 77-jährige Herr Arbogast hatte Prostatakrebs und Knochenmetastasen. Er lebte allein in einer Wohnung im zweiten Stock. Zwecks Einschätzung und Schmerzmanagement wurde er ins Hospiz eingewiesen. Anfangs sprach er gut auf die veränderte Medikation an und freute sich darauf, einige Tage später wieder nach Hause gehen zu können. Doch noch während seines Aufenthaltes im Hospiz erlitt Herr Arbogast eine Rückenmarkskompression und hatte plötzlich kein Gefühl und keine Kraft mehr in den Beinen. Sofort wurde zur Linderung der Symptome eine Strahlentherapie durchgeführt, so dass er wieder etwas Gefühl und Kraft in den Beinen spürte, doch er musste weiterhin das Bett hüten. Er erklärte Maria, der Beschäftigungstherapeutin, er habe Angst vor einem Sturz.

Aus dem «geplanten Kurzaufenthalt» wurde ein Aufenthalt von vielen Wochen, da Maria und das Pflegeteam vergeblich versuchten, Herrn Arbogast zu bewegen, seine Übungen zu machen und wieder gehen zu lernen. Herrn Arbogasts Rückkehr in seine Wohnung erschien angesichts dieser Situation fraglich. Aber er beharrte darauf, dass er sich keine andere Wohnung suchen wolle, und weigerte sich mehrfach vehement, mit dem Sozialarbeiter über andere Pflegemöglichkeiten zu sprechen. Er klagte, seine Schmerzen würden immer schlimmer, und er betätigte den Ruf an seinem Bett immer häufiger und verlangte andere oder mehr Medikamente zur Bekämpfung der Schmerzen. Er war bald sehr unbeliebt, und die anderen PatientInnen und viele Mitglieder des Personals vermieden es, an seinem Bett vorbeizugehen, wenn sie nicht gezwungen waren, seinem Ruf Folge zu leisten. Die PatientInnen in der näheren Umgebung fingen an, sich über ihn zu beschweren.

Maria hatte mittlerweile eine Abneigung gegen Herrn Arbogast entwickelt und ihr grauste vor den Rehabilitationsübungen mit ihm, weil er sich stets störrisch und unkooperativ verhielt. Eines Tages, als er immer nur grunzte anstatt zu antworten, wurde sie ärgerlich und sagte: «Oh, Herr Arbogast, um Himmels willen, geben Sie sich doch bitte ein bisschen Mühe. Was hat es denn für einen Sinn, dass ich zu Ihnen komme, wenn Sie nicht einmal den kleinsten Versuch machen?» Er funkelte sie grimmig an und antwortete: «Na schön, dann lassen Sie es eben bleiben. Machen Sie es doch wie die anderen und verziehen Sie sich. Verschwinden Sie und lassen mich in Frieden sterben.»

6.2 Der Kreislauf aus Frustration und Enttäuschung

Gefühle wie Frustration oder Enttäuschung machen sich in einem Team schnell breit, wenn PatientInnen Rückschläge erleiden und alle fachlichen Bemühungen ins Leere laufen. Wenn Gesundheitsfachleute ihre Arbeitszufriedenheit daraus beziehen, dass sie PatientInnen helfen, sich besser zu fühlen und ihre Unabhängigkeit zu bewahren, dann lassen sie sich durch einen Patienten, der unter Schmerzen leidet, undankbar und ohne jede Hoffnung ist, leicht aus dem Gleichgewicht bringen. Unter solchen Voraussetzungen schlägt arbeitsbedingte Frustration schnell in Ärger auf den Patienten um. In dem obigen Fallbeispiel geht es nicht nur um einen ärgerlichen Patienten, sondern auch um die Spirale aus Ärger und Feindseligkeit, die der Patient und das Team immer höher schrauben. Mit jedem Schritt vergrößert die Feindseligkeit und Enttäuschung der einen Partei die Probleme der anderen Partei, und dieses Muster wiederholt sich ständig wie in einem «Teufelskreis».

Den meisten von uns ist dieses Muster aus dem Privat- oder Familienleben bekannt. In der Palliative Care, wo so viel auf dem Spiel steht, können die Wogen jedoch besonders hochschlagen.

6.3 Ärger löst Kampf oder Flucht aus

Mit einer Reaktion wie: «Entschuldigen Sie, dass ich Sie gestört habe, Herr Arbogast, ich komme später wieder und schaue nach, wie Sie sich dann fühlen» gelingt es Maria scheinbar, sich der Situation auf höfliche Art zu entziehen, doch mit ihrer Reaktion hilft sie weder dem Patienten, noch zeigt sie Verständnis für ihn, und sie trägt nichts dazu bei, das Verhaltensmuster zu durchbrechen, das sich zwischen dem Patienten und den Gesundheitsfachleuten entwickelt hat. Die Reaktion unterstellt außerdem, dass Herrn Arbogasts Gefühlslage das Problem ist. Noch schlimmer wäre es, wenn Maria sich verleiten ließe, «Rache zu nehmen», indem sie sich und das Team verteidigt und den Konflikt dadurch noch weiter zuspitzt: «Herr Arbogast, das ist wirklich nicht fair von Ihnen. Ich weiß, dass sie krank sind und sich in einer schwierigen Lage befinden, aber wir tun unser Bestes, und ich bin sicher, dass niemand versucht, Sie zu meiden. Wir sind hier alle Profis.» Die erste Reaktion steht für Flucht, die zweite für Kampf, was den allseits bekannten Effekt bestätigt, dass Menschen in brenzligen Situationen mit «Kampf oder Flucht» reagieren. Flucht kommt, nebenbei bemerkt, nur für die Gesundheitsfachleute in Betracht, nicht aber für stationäre PatientInnen, es sei denn in Form von sozialem Rückzug.

6.4 Selbstreflexion und Nachsicht

Selbstreflexion ist im Rahmen der Beratung eine der wichtigsten Fähigkeiten. Zur Selbstreflexion gehört die Gabe, die eigenen Emotionen und Reaktionen in bestimmten Situationen zu reflektieren und zu deuten und die Bereitschaft herauszufinden, welche Rolle das eigene Verhalten in diesem Zusammenhang spielt. In dieser Situation wäre es wichtig für Maria, sich einzugestehen, dass sie ärgerlich wird und kurz davor ist, ihre Wut an dem Patienten «auszulassen». Diese Fähigkeit wird ergänzt durch eine andere wichtige Fähigkeit: die Aufrechterhaltung einer neutralen Haltung gegenüber Dingen, die man nicht mag oder missbilligt. Neutralität der Gesundheitsfachleute gegenüber PatientInnen und ihren Familien sollte zwar selbstverständlich sein, doch müssen wir diese Neutralität auch für uns gelten lassen. Erst wenn es uns gelingt, vorhandene Schwächen nachsichtig und unvoreingenommen zu betrachten, fällt es uns leichter, sie zu erkennen und sie entweder zu korrigieren oder produktiv mit ihnen umzugehen.

6.5 Über Gefühle sprechen

Selbst wenn Maria zu aufgebracht oder ärgerlich ist, um die Situation auszuhalten, könnte sie wenigstens sagen: «Es tut mir leid, Herr Arbogast, dass Sie so wütend und verzweifelt sind. Ich weiß, dass Sie hier in einer schwierigen Position sind, aber ich glaube, dass es sinnlos ist, wenn ich auch ärgerlich werde. Ich würde lieber später noch einmal wiederkommen, wenn ich mich wieder gefasst habe, um zu sehen, wie es Ihnen geht und was wir tun können, um Ihre Beschäftigungstherapie zu verbessern. Einverstanden?» So akzeptiert Maria die Gefühle auf beiden Seiten, und sie stellt klar, dass es ihre Pflicht ist, mit den PatientInnen zu arbeiten und nicht gegen sie. Darüber hinaus signalisiert sie dem Patienten, dass sie nicht gewillt ist, die Beziehung aufzugeben, und zwar unabhängig davon, ob er sich «besser benimmt». Selbst wenn Maria sich nicht in der Lage fühlt, bei Herrn Arbogast zu bleiben, sollte sie das Gespräch nicht so beenden, dass er den Eindruck hat, die Schuld läge bei ihm.

6.6 Sich der Situation stellen

Besser ist es, wenn Maria sagt: «Tut mir leid, dass Sie ärgerlich sind, Herr Arbogast. Ich glaube, es war nicht richtig, dass ich genauso ärgerlich reagiert habe. Ich bitte um Entschuldigung. Wenn Sie wirklich wollen, dass ich jetzt gehe, dann tue ich das und komme später wieder, um mich mit Ihnen zu unterhalten, doch ich würde lieber bleiben, um herauszufinden, was wir tun können, um Ihre Selbstständigkeit zu verbessern.» Diese Reaktion signalisiert, dass Herr Arbogast Maria wegschicken kann, aber nicht muss und dass es ihm nützt, wenn er es nicht tut. Gleichzeitig wird ihm vermittelt, dass Maria keine Angst vor den unangenehmen Emotionen hat, die sich zwischen ihnen entwickelt haben. Mit dieser Reaktion kann Maria den Teufelskreis der sich aufbauenden Spannung unterbrechen, ohne so tun zu müssen, als wäre nichts passiert. Somit ist die Reaktion angemessen und einfühlsam.

6.7 Externalisierung

Folgende Reaktion wäre auch denkbar: «Ich glaube, eine solche Krankheit ist für jeden schwer zu ertragen, aber wenn wir nicht aufpassen, dann kommt es noch so weit, dass wir uns gegenseitig bekämpfen und nicht die Krankheit.» Ein solcher Umgang mit der Situation ist konstruktiver als gegenseitige Schuldzuweisungen, weil nicht Herr Arbogast, sondern die Krankheit als Problem dargestellt wird. Diese Trennung von Problem und Person, die als «Externalisierung» (White, 1989) bezeichnet wird, ebnet den Weg für weitere Fragen, z. B. für diese: «Wie wirkt sich die Krankheit auf Ihr Leben aus?» und: «Was können Sie und ich tun, dass die Krankheit nicht mehr bestimmt, wo es langgeht?»

Allerdings kann eine Reaktion, die «der Krankheit die Schuld zuweist» und nicht dem Patienten, in diesem Fall von Nachteil sein, da sie Herrn Arbogasts Eindruck, vom Personal gemieden zu werden, nicht berücksichtigt. Vorausgesetzt, Herr Arbogast ist gewillt, das Gespräch fortzusetzen, muss Maria sofort auf dieses Problem eingehen und dafür sorgen, dass die Art und Weise, wie das Team mit ihm arbeitet, geändert wird. Maria könnte das Gespräch so fortsetzen: «Sie sagten, dass die anderen sich rar machen – wie meinen Sie das… wie fühlen Sie sich dann… was haben die anderen aus Ihrer Sicht für einen Grund?»

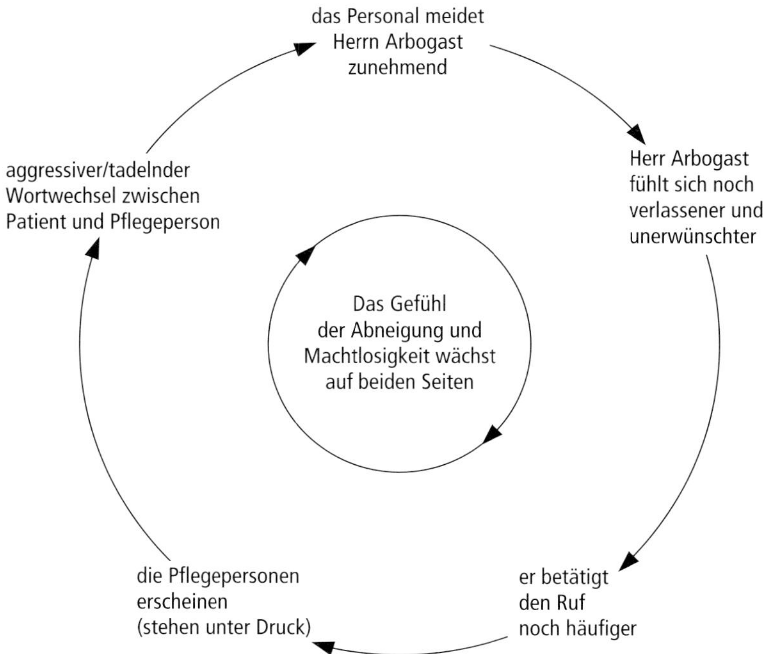

Abbildung 6-1: Rufbetätigung.

Auf eine solche Reaktion müssen auch Taten folgen, z. B. diese: (a) Maria organisiert Team-Meetings, um ihren KollegInnen klarzumachen, wie sich ihr Verhalten auf Herrn Arbogast auswirkt, und um gemeinsam zu überlegen, wie man anders mit der Situation umgehen kann; (b) sie akzeptiert Herrn Arbogasts Probleme und versucht, ihnen auf den Grund zu gehen; (c) Maria und/oder andere Teammitglieder setzen sich zum Ziel, Herrn Arbogasts Muster der wütenden/verzweifelten Inanspruchnahme des Personals zu durchbrechen und immer dann Zeit mit ihm zu verbringen, wenn er den Ruf nicht betätigt.

6.8 «Widerstand» – ein Hinweis auf mangelnde Flexibilität oder Ignoranz des Helfers

Spürbarer «Widerstand» (oder «problematisches Verhalten») von Seiten der PatientInnen ist als Hinweis zu verstehen, der uns darauf aufmerksam machen soll, dass wir noch nicht verstanden haben, was ihre Probleme sind, oder noch nicht den richtigen Weg gefunden haben, ihnen zu helfen (de Shazer, 1984). Demnach brauchen Gesundheitsfachleute zur Überwindung des «Widerstandes» nicht mehr Druck auszuüben, sondern sie müssen lediglich mit mehr Neugier, Wissbegier und Empathie zu Werke gehen.

Es ist nicht schwer, Gründe zu finden, weshalb Herr Arbogast mit Ärger auf die Situation reagiert. Er hat Schmerzen, merkt, dass er ignoriert oder abgelehnt wird, fühlt sich wahrscheinlich vom Gesundheitssystem im Stich gelassen und ärgert sich über seine Schwäche oder sein körperliches Versagen; er hat vermutlich große Angst, die oft als Wut ausgedrückt wird, wenn Flucht nicht möglich ist.

Hilft man ihm und dem Team, diese Probleme und Gefühle zu entwirren und jedes für sich zu betrachten, dann ergeben sich mehr Interventionsmöglichkeiten, als wenn Herr Arbogast einfach als «schwieriger» Patient hingestellt wird. Folgender Hinweis ist wichtig: Wenn Herr Arbogast den Eindruck hat, dass das Team seine Probleme nicht ernst nimmt, dann ist es nur allzu verständlich, dass er der Behandlung misstraut und daran zweifelt, dass er nach seiner Entlassung alleine zu Hause zurechtkommt.

Fallbeispiel 18

Erik, 48 Jahre, bekleidete eine leitende Position im Bereich Marketing. Er lebte mit seiner jüngsten Tochter Sara (15) zusammen. Seine geschiedene Frau, die ihn drei Jahre zuvor verlassen hatte, lebte im Ausland. Saras ältere Schwester und ihr älterer Bruder studierten im Süden des Landes. Ein Jahr zuvor war bei Erik ein langsam wachsender, inoperabler Hirntumor diagnostiziert worden. Er litt häufig unter starken Kopfschmerzen, Übelkeit und Schwindel. Helles Licht und Bewegung um ihn herum verschlimmerten diese Beschwerden noch, so dass er die meiste Zeit zu Hause blieb. Wegen seines schlechten Gesundheitszustandes hatte er auch seinen Beruf aufgegeben.
Martina, die Macmillan-Pflegeperson, kam gelegentlich vorbei, um die Situation zu beobachten und dem Arzt und Erik bei der Überwachung der Medikation zu helfen. Erik schien diese Hilfe sehr zu schätzen. Martina bekam Sara jedoch kaum zu Gesicht, aber man hörte oft, dass sie

irgendwo im Haus laut die Türen zuknallte und in ziemlicher Lautstärke penetrante Musik spielte.
Gegen Ende eines Besuches, bei dem es besonders laut war, sagte Martina freundlich zu Erik: «Meine Güte, die ist aber laut. Mich wundert, dass Sie bei all dem Krach Ruhe finden können. Meine Kinder sind jünger und auch ziemlich schlimm. Ich habe Angst vor der Zeit, wenn sie Teenager sind und Grunge [Anm. d. Bearb.: eine Stilrichtung der Rockmusik] entdecken oder wie das heißt!» Erik sah sie traurig an und sagte: «Vor meiner Krankheit war sie nicht so. Aber machen Sie sich nur keine Sorgen, es ist nicht so schlimm; sobald Sie weg sind, wird es ruhiger. Sie ist wirklich gut zu mir und hilft mir auch, aber ich mache mir Sorgen, weil sie so oft die Schule schwänzt.»
Etwas schuldbewusst überlegte Martina, ob sie nicht versuchen sollte, Sara zu sehen und mit ihr zu sprechen. Mit Eriks Einverständnis klopfte sie an Saras Schlafzimmertür, bevor sie ging. Als Sara öffnete, lächelte Martina freundlich und sagte: «Hallo Sara, ich dachte, ich könnte vielleicht ein paar Minuten mit dir sprechen. Ich würde gern wissen, wie es dir geht und ob wir irgendetwas für dich tun können, jetzt, wo dein Vater krank ist.» Sara brummte: «Wir kommen sehr gut ohne Sie zurecht. Ich wünschte, Sie würden gehen und uns allein lassen», und machte die Tür zu. Die Musik wurde lauter.

6.9 Lassen Sie die Situation nicht eskalieren

Wie im vorigen Fallbeispiel ist es auch hier besser, sich Zeit zum Nachdenken zu nehmen anstatt zu versuchen, das Gespräch fortzusetzen, und eine Eskalation zu riskieren. Zu diesem Zeitpunkt wäre es sinnlos, lauter an die Tür zu klopfen und auf einer Fortsetzung des Gesprächs zu bestehen, also zu versuchen, den Widerstand zu brechen, anstatt nach einer Erklärung zu suchen. Es ist leicht vorstellbar, dass eine solche Hartnäckigkeit nicht zu einem klärenden Gespräch zwischen Erwachsenen führt, sondern eskaliert und erbitterte Reaktionen und Gegenreaktionen provoziert, die vielen Eltern von Halbwüchsigen sehr wohl bekannt sind.

6.10 Sensible Themen

Gesundheitsfachleute müssen den Kontext, in den die Krankheit und Unterstützung eingebettet sind, sensibel wahrnehmen. Um entscheiden zu können, wie sie reagieren soll, muss Martina mit Blick auf die Situation Hypothesen bilden. Dabei müssen folgende Punkte besonders beachtet werden:

- Durch die Krankheit und die regelmäßigen Hausbesuche der Pflegeperson wird die Privatsphäre der Familie stark in Mitleidenschaft gezogen. Man darf nicht voraussetzen, dass jedes Familienmitglied in gleicher Weise auf diese Besuche reagiert (Altschuler, 1997: Kap. 3). Aus Saras Sicht ist Martina ein ungebetener Gast und ihr Klopfen an Saras Schlafzimmertür eine weitere Missachtung der Privatsphäre.
- Die Besuche könnten Sara schmerzlich daran erinnern, dass ihr Vater eine Krankheit hat, die noch weiter fortschreiten wird. Möglicherweise ist die laute Musik eine Möglichkeit für sie, die Besuche «auszublenden».
- Sara braucht vielleicht Hilfe, weil sie sich «übergangen» oder ignoriert fühlt, und durch das Türenknallen und die laute Musik gibt sie Martina indirekt zu verstehen,

dass sie existiert und beachtet werden möchte. Es gehört zu den wichtigen beraterischen Fähigkeiten, Widersprüche auszuhalten und zu akzeptieren, dass widersprüchliche Dinge immer auch einen Teil der Wahrheit beinhalten. Das Schwierige an der Situation ist die Tatsache, dass Sara Hilfe braucht, sich aber gleichzeitig darüber ärgert.

- Sara könnte eifersüchtig auf die enge Beziehung zwischen ihrem Vater und Martina sein und sich schuldig oder unglücklich fühlen, weil sie ihrem Vater diese Art der Unterstützung nicht geben kann.
- Die Besuche von Martina könnten Sara, bewusst oder unbewusst, an ein Gefühl erinnern, das mit der Trennung ihrer Eltern zusammenhängt – das Gefühl, verlassen und verraten zu sein. Angesichts der Tatsache, dass Saras Vater bald sterben wird, was ja auch eine Form des Verlassens ist, sind solche Gefühle besonders schmerzlich. Die Trauer über die Krankheit des Vaters und das Gefühl, ein «Überbleibsel» der Trennung ihrer Eltern zu sein, prägen Saras Einstellung gegenüber Martina. In der psychodynamischen Terminologie wird dieses Phänomen als «Übertragung» bezeichnet.
- Sara hat vielleicht schon gemerkt, dass ihr Vater vieles nicht mehr kann und eher ein pflegebedürftiger Patient ist als ein Vater, der für sie sorgen kann. Dass Martina Sara auf ihre Schulprobleme anspricht und nicht Erik, verstärkt diesen Eindruck und untergräbt Eriks väterliche Autorität.

6.11 «Etwas für andere tun» und sie dadurch entmündigen

Wenn Martina über den Vorfall nachdenkt, wird sie erkennen, dass sie sofort reagiert hat, als sie von dem Problem erfuhr («etwas für andere tun»), anstatt zu versuchen, von Erik Einzelheiten zu erfahren und sich zu erkundigen, wie er darüber denkt und was er unternommen hat, um Abhilfe zu schaffen. Martina ist einfach davon ausgegangen, dass Erik ihre Unterstützung bei der Lösung des Problems braucht, anstatt sich zu fragen, wie sie ihn so stärken kann, dass er seiner Aufgabe als besorgter Vater gerecht werden und selbst einschreiten kann. Martinas Reaktion verstärkt Saras Verzweiflung über die Krankheit ihres Vaters und über die Tatsache, dass er deswegen kaum noch für sie da ist. Durch Selbstreflexion wird Martina klar werden, dass ihre Reaktion Saras Ärger provoziert hat, und sie wird ihn als wertvollen Hinweis verstehen, der ihr signalisiert, dass ihre Unterstützung nicht angekommen ist.

6.12 Unbehagen und Ungewissheit aushalten

Martina sollte zunächst mit Erik über den Vorfall sprechen und erklärend hinzufügen: «Ich habe wohl nicht genug berücksichtigt, welche Auswirkungen die Krankheit auf Sara hat oder was meine Besuche für sie bedeuten. Ich werde darüber nachdenken, bevor ich das nächste Mal zu Ihnen komme, und dann können wir beide noch einmal über die Sache reden.» Vielleicht ist Martina unzufrieden darüber, dass sie die Situation «nicht sofort lösen kann», aber weder Erik noch Sara haben ihr signalisiert, dass sie «gerettet» werden müssen oder dass Eile geboten ist. Beraterische Fähigkeiten wirkungsvoll anzuwenden heißt auch, zu wissen, wann man besser nichts sagt oder sich zurückhält. Wenn Martina in der oben beschriebenen Weise reagiert, zeigt sie Erik, dass sie für ihn da ist und weiß, dass das Thema wichtig für ihn ist, aber sie bietet keine Lösungsvorschläge an.

Falls Erik beim nächsten Besuch das Thema nicht von sich aus anspricht, könnte Martina sagen: «Mir fällt gerade ein, dass wir bei meinem letzten Besuch über Sara gesprochen haben. Sollen wir das Gespräch heute fortsetzen?» Damit bietet sie Erik die Möglichkeit an, das Gespräch fortzusetzen, überlässt die Entscheidung über die Unterstützung jedoch ihm.

6.13 Die Probleme benennen

Falls Erik das Gespräch über Sara fortsetzen möchte, kann Martina ihm helfen, seine Probleme zu benennen («Hat die Situation noch andere Auswirkungen auf Sara?» und: «Warum verhält sie sich Ihrer Ansicht nach so?»), und sich erkundigen, was er getan hat, um Sara zu helfen. Des Weiteren kann sie ihn in seiner Rolle bestätigen und ihn durch einen Verweis auf seine Ressourcen stärken («Wie sind Sie bisher mit der Situation umgegangen?» und «Was würden Sie tun, wenn Sie dieses Problem mit einem Ihrer Kinder hätten und gesund wären?»). Es geht in erster Linie darum, Erik handlungsfähig zu machen, anstatt für ihn zu handeln:

Erik: «Ja, ich glaube, ich habe bei Ihrem letzten Besuch erwähnt, dass ihre Schulbesuche schon ein Problem sind. Sie schwänzt die Schule häufig, damit sie sich um mich kümmern kann.»

Martina: «Wie haben Sie sich bisher verhalten?»

Erik: «Na ja, ich habe versucht, mit ihr darüber zu sprechen, aber sie wird bloß ärgerlich und geht weg.»

Martina: «Was gibt es denn sonst noch für Möglichkeiten, um dieses Problem in den Griff zu bekommen?»

Erik: «Ich sollte wohl die Schule um ein Gespräch bitten, aber ich glaube nicht, dass Sara das gerne hätte, doch allein komme ich nicht weiter.»

Martina: «Worüber würden Sie denn mit der Schule sprechen?»

Erik: «Ich glaube, die wissen noch gar nicht, dass ich krank bin. Das wäre doch ein Ansatzpunkt. Sie wüssten dann auch Bescheid.»

Martina: «Kann ich Ihnen bei diesem Problem sonst noch irgendwie behilflich sein?»

Erik: «Ich glaube nicht, ich denke, wir machen das lieber unter uns ab. Aber ich werde Sara fragen, ob sie sich irgendwann einmal mit Ihnen unterhalten möchte. Ich glaube, sie weiß gar nichts über Ihren Job.»

Martina: «Schön, ich rede gern mit ihr, wenn sie möchte. Wenn Sie wollen, lasse ich Ihnen Unterlagen über unsere Arbeit hier, damit Sie sich informieren können.»

Fallbeispiel 19

Ivan, ein junger Mann, der sich jahrelang Drogen gespritzt hatte, litt an AIDS. Er hielt sich auf der Palliativstation auf, wo er lindernde Pflege erhalten sollte. Man vermutete dort, dass er von außerhalb zusätzliche Drogen «zur Entspannung» bekam. Er war ständig «high», benahm sich laut und war gegenüber einer jüngeren weiblichen Pflegeperson verbal ausfallend geworden. Ivan hatte eine Menge Freunde, die ihn häufig besuchten. Sie erschienen spät abends und blieben bis in die frühen Morgenstunden. Es wurde vermutetet, dass die Freunde Drogen mitbrachten und Cannabis rauchten. Seit Ivan sich auf der Palliativstation aufhielt, meldeten mehrere Personalmitglieder den Verlust kleinerer Dinge wie Taschen, Schlüssel und Bargeld.
Amanda war die Teamleiterin der Einheit. Der Manager dieser Einheit bat Amanda, mit Ivan zu sprechen und ihn über die «Grundregeln» der Einheit aufzuklären. Die Pflegeperson hatte Ivans Krankenhausunterlagen entnommen, dass er gegenüber Pflegenden und Ärzten schon gewalttätig geworden war, was auf der Palliativstation allerdings noch nicht vorgekommen war. Amanda unterhielt sich also mit Ivan unter vier Augen im Empfangszimmer, das neben dem Büro des Pflegepersonals lag, in dem die anderen Mitglieder des Personals schriftliche Dinge erledigten. Der Ort bot an diesem Tag zwar die beste Gelegenheit, um ungestört miteinander zu reden, doch da die Schallisolierung zwischen dem Empfangszimmer und dem Büro nicht sehr gut war, konnten Amanda und Ivan Gelächter und Gesprächsfetzen vom Personal nebenan hören.
Das Gespräch zwischen Amanda und Ivan wurde schnell sehr hitzig. Ivan behauptete, auf unfaire Art und Weise schikaniert zu werden, weil er Drogen konsumierte und AIDS hatte und nicht so sei «wie all die lieben armen Alten mit Krebs, um die man sich so gerne kümmert». Er stritt ab, dass er oder seine Freunde jemals Schwierigkeiten gemacht hätten. Amanda versuchte, ruhig und sachlich zu bleiben, spürte aber, dass sie ärgerlich wurde und die Fassung verlor. Den anderen Mitgliedern des Palliative-Care-Teams war nicht bekannt, dass Amandas Partner auch Drogen nahm und vor einiger Zeit als HIV-positiv diagnostiziert worden war. Amanda war sehr besorgt gewesen und hatte überlegt, ob sie sich auch testen lassen solle. Das Gespräch erinnerte sie an die häufigen Auseinandersetzungen mit ihrem Partner.
Ivan schrie wütend: «Ihr habt doch gar keine Ahnung, wie es ist, mit so etwas zu leben, nicht die geringste Vorstellung habt ihr, verdammt. Ihr Schwestern, ihr solltet mal erleben, wie's im richtigen Leben zugeht, das ist verflucht hart. Hochnäsige Mistweiber, was wisst ihr schon von wirklichen Problemen? Ich hoffe, ihr erlebt eines Tages, wie es ist, krank zu sein und zu wissen, dass man an AIDS sterben wird in irgendeinem stinkenden Loch wie diesem hier.» Im Zimmer nebenan, wo sich das Personal aufhielt, war es sehr still geworden.

6.14 Schutz der Integrität trotz Provokation

Amanda befindet sich in einer komplexen und schwierigen Situation. Einerseits hat sie die Aufgabe, ihr Team und die anderen PatientInnen zu schützen und auf strikte Einhaltung der Grundregeln zu bestehen, andererseits hat sie das Recht und die Pflicht gegenüber sich selbst, ihre Integrität zu schützen. Ivan stellt eine ernsthafte Bedrohung dieser Ziele dar, doch er ist in einer verzweifelten Lage und braucht dringend Hilfe. In einer solchen Situation verspürt jeder den dringenden Wunsch zu kämpfen (z. B. durch einen verbalen Gegenschlag: «Ich glaube kaum, dass ein Drogenabhängiger das Recht hat, mich über das wahre Leben zu belehren, und im Gegensatz zu den meisten anderen Patienten hier haben Sie sich selbst in diese Lage gebracht.»)

oder zu fliehen («Wenn Sie sich so benehmen, sehe ich keine Möglichkeit für eine Fortsetzung des Gesprächs. Ich werde mit dem Arzt über den Vorfall sprechen, und der wird sich dann weiter mit Ihnen unterhalten.»).

6.15 Private Schwierigkeiten können professionelles Verhalten beeinflussen

Es kann sein, dass Amanda angesichts ihrer privaten Schwierigkeiten besonders empfindlich auf Ivans provokantes Benehmen reagiert oder sich im Eifer des Gefechts und um sich zu verteidigen zu persönlichen Enthüllungen hinreißen lässt, die sie vielleicht später bereut («Ich habe viel mehr Ahnung davon, als Sie vielleicht denken. Mein Partner ist nämlich auch HIV-positiv.»). Amanda muss sehr genau darauf achten, dass sie die Schwierigkeiten, die sie mit ihrem Partner hat, nicht unbewusst an Ivan «auslässt».

6.16 Eskalation vermeiden

Amanda muss erkennen, dass die Interaktion auf beiden Seiten eskaliert, und ihre erste Maßnahme muss darin bestehen, das Muster zu unterbrechen. Das Einfachste in einem solchen Fall ist es, ruhig zu bleiben und abzuwarten, was passiert. Natürlich könnte Ivan seine Beschimpfung dann fortsetzen, aber er hat auch die Möglichkeit, sich zu beruhigen oder sich zu entschuldigen oder irgendetwas zu tun, das diesen «Schlagabtausch» unterbricht.

6.17 Manchmal ist eine «Auszeit» nötig, um in Ruhe nachdenken zu können

Als Nächstes muss Amanda überlegen, ob ihre eigenen Bedürfnisse und Fähigkeiten es zu diesem Zeitpunkt zulassen, das Gespräch fortzusetzen. Vielleicht ist sie zu aufgeregt und merkt, dass sie selbst Hilfe braucht: «Ivan, ich habe den Eindruck, dass wir uns gegenseitig hochschaukeln. Sie sind aufgebracht und ich auch. Wahrscheinlich brauchen wir beide ein bisschen Zeit, um uns zu beruhigen und nachzudenken, bevor wir wieder über das Thema reden. Ich komme später wieder und bringe eine Kollegin mit, die uns helfen kann, in dieser Sache weiterzukommen.» Mit dieser Reaktion bekennt Amanda sich zu ihren Gefühlen, verhindert eine Eskalation, schützt ihre Integrität und vermeidet es, Ivan die Schuld an der Situation zu geben, stellt aber unmissverständlich klar, dass gewisse Dinge unbedingt mit ihm geklärt werden müssen. Amanda nimmt die Hilfe einer Kollegin in Anspruch. Diese Reaktion ist auch insofern wertvoll, als sie weniger erfahrenen Personalmitgliedern zeigt, dass es durchaus legitim ist, bei Problemen um Hilfe zu bitten.

6.18 Die Versuchung, aufgebrachte PatientInnen zu beschwichtigen

Es besteht die Gefahr, dass Gesundheitsfachleute, die mit derart ärgerlichen PatientInnen zu tun haben, in Versuchung geraten, diese PatientInnen zu besänftigen und sich selbst zu schützen, indem sie klein beigeben. Die Versuchung ist dann besonders groß, wenn sie mit PatientInnen arbeiten, die als gewalttätig bekannt sind oder an einem abgelegeneren Ort besucht werden müssen (z. B. in ihrer Wohnung). Amanda könnte antworten: «Ivan, ich wollte Sie nicht aufregen. Es tut mir leid, wenn ich etwas Falsches gesagt habe. Ich möchte wirklich nur besser verstehen, wie Sie sich fühlen.» So kann Amanda zwar eine Eskalation der Anfeindungen verhindern, aber nicht die

Rechte des Personals und die Grundregeln zum Schutz der übrigen PatientInnen durchsetzen.

6.19 Die Gefühle der PatientInnen akzeptieren heißt nicht, ihr Verhalten billigen

Wenn es Amanda gelingt, gelassen zu bleiben und die Situation auszuhalten, muss sie zuerst auf die emotionalen Wahrnehmungen des Patienten eingehen und sie akzeptieren, darf sich aber nicht davon abbringen lassen, auf Einhaltung der Grenzen zu bestehen, die die Einheit gewahrt wissen möchte. Es gilt, Ivan zu vermitteln, dass Amanda ihm und seinen Gefühlen Respekt und Interesse entgegenbringt, sein Verhalten jedoch nicht entschuldigt: «Ivan, ich würde gern wissen, wie Sie sich fühlen, denn nur so können wir Ihnen helfen. Aber ich kann Sie nicht hören, wenn Sie so schreien und mich verfluchen… Ich halte es außerdem für wichtig, dass Sie sich anhören, was ich Ihnen zu sagen habe. Also lassen Sie uns eins nach dem andern klären.»

6.20 Ivans Gefühle akzeptieren, ohne einzulenken

Das Gespräch könnte auch so fortgesetzt werden: «Ja, ich glaube, Sie haben recht. Ich weiß tatsächlich nicht, wie Sie sich fühlen. Aber ich würde Sie gern besser verstehen, denn dann kommen wir beide vielleicht ein Stück weiter. Ich habe den Eindruck, dass Sie Angst haben und sich isoliert fühlen, und es ist nicht zu übersehen, dass Sie sehr ärgerlich sind. Ich weiß, dass es eine Menge Dinge gibt, über die Sie sich ärgern können, und auch ich bin ziemlich ärgerlich – denn wie jeder andere auch mag ich es nicht, wenn man mich verflucht. Meinen Sie, wir könnten noch einen Versuch machen, wie zwei Erwachsene miteinander zu reden, oder wäre es Ihnen später lieber, wenn wir uns beide ein wenig beruhigt haben?» Mit einer solchen Reaktion zeigt Amanda, dass sie nicht davor zurückscheut, mit Ivan über die Grundregeln zu sprechen, aber auch Verständnis für seine Gefühle hat und dafür, dass er sich missverstanden fühlt. Amanda bekennt sich auf angemessene Art zu ihren Gefühlen und stellt gleichzeitig klar, dass sie ein bestimmtes Verhalten von Ivan nicht hinnimmt und erwartet, dass er es abstellt. Die Aufforderung, sich «wie zwei Erwachsene» zu unterhalten, soll Ivan animieren, sich selbst zu beobachten und zu überlegen, ob er seine Bedürfnisse nicht in anderer Form ausdrücken kann.

Natürlich bietet ein solches Vorgehen nicht die Garantie, dass Ivan darauf eingeht, aber es ist wichtig, mit dem Patienten im Gespräch zu bleiben, und zwar ohne zu kämpfen, zu fliehen oder die Integrität einzubüßen. Auch ein sensibler Umgang mit beraterischen Fähigkeiten garantiert weder eine Einigung noch einen Erfolg, aber er schafft bessere Voraussetzungen für effektive Gespräche.

6.21 Merksätze

- Der Gedanke, dass PatientInnen sich über uns ärgern oder wir uns über sie, lässt sich nicht gut mit dem Selbstbild einer fürsorglichen Fachkraft vereinen. Wir müssen jedoch akzeptieren, dass Ärger eine verständliche und normale Reaktion auf all die Schwierigkeiten ist, denen Menschen begegnen, die mit ernsthaften Krankheiten zu tun haben.

- Frustration über Dinge, die uns entgleiten, kann eskalieren und in Ärger und Feindseligkeit umschlagen.
- Das ungute Gefühl, das uns beschleicht, wenn Ärger im Spiel ist, verleitet uns, Menschen zu «retten» oder Ärger zu vermeiden, anstatt ihn zu akzeptieren oder zu versuchen, ihm auf den Grund zu gehen.
- Die meisten Menschen reagieren auf Ärger mit «Kampf oder Flucht». Um therapeutisch mit dieser Emotion arbeiten zu können, müssen Gesundheitsfachleute darauf achten, dass sie weder versuchen, Themen zu vermeiden, die Ärger verursachen könnten, noch «auf sanfte Art» zurückzuschlagen.
- Manchmal richtet sich der Ärger eher gegen die Arbeit, die wir tun, oder gegen das, was wir repräsentieren, als gegen Dinge, die wir falsch gemacht haben. Die Gesundheitsfachleute in der Palliative Care müssen in der Lage sein, mit diesem Dilemma zu leben und trotzdem flexibel zu reagieren.
- Ärger entsteht oft, weil Gefühle, die mit anderen Beziehungen zusammenhängen, in unzulässiger Weise übertragen werden. Doch dies darf kein Vorwand sein, um die Meinung anderer über uns zu diskreditieren.

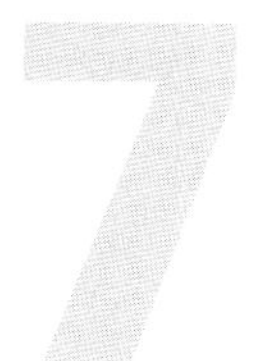

Kinder in der Palliative Care

7.1 Einleitung

Eine spezielle Auseinandersetzung mit den Problemen kranker Kinder in der Palliative Care würde den Rahmen dieses Buches sprengen. Deshalb sind die folgenden Literaturhinweise für LeserInnen gedacht, die sich ausführlicher mit diesem Thema beschäftigen möchten:

Give Sorrow Words: Working with a Dying Child, von Dorothy Judd (London, Free Association Books, 1989)
Death Talk: Conversations with Children and Families, von Glenda Fredman (London, Karnac, 1997) [Deutsche Ausgabe: Wenn einer von uns stirbt. Wie wir darüber reden können, M. Grünewald, Mainz 2001]
An Intimate Loneliness: Supporting Bereaved Parents and Siblings, von Gordon Riches und Pam Dawson (Buckingham, Open University Press, 2000)

In diesem Kapitel geht es um Familien mit Kindern, in denen eine erwachsene Person Palliative Care benötigt. Anhand von zwei Beispielen zeigen wir, wie das Personal in der Palliative Care mit Hilfe beraterischer Fähigkeiten (a) Kindern helfen kann, mit widersprüchlichen Informationen über eine Krankheit umzugehen, und (b) mit Eltern darüber sprechen kann, wie sich die Bedürfnisse kleiner Kinder mit stationärer Pflege in Einklang bringen lassen.

Fallbeispiel 20

Als Timothy 5 Jahre alt war, ließen seine Eltern sich scheiden. Er blieb mit seiner kleinen Schwester bei seiner Mutter, während sein Vater ein anderes Haus im Dorf bezog. Drei Jahre später erkrankte seine Mutter Angela an Lungenkrebs. Sie kam zweimal zur Symptomkontrolle ins Hospiz, einmal weil ein schmerzhafter Husten sie erschöpfte, und einmal, um Mittel und Wege zu finden, den Geruch des übel riechenden Sputums, das sie in großen Mengen aushustete, zu reduzieren oder zu überdecken.
Als Angela sich zum ersten Mal im Hospiz aufhielt, kümmerte sich ihre Schwester Grete um Timothy und seine Schwester Kate. Kurz vor Angelas zweitem Aufenthalt war ihre Schwester jedoch kurzfristig beruflich unabkömmlich, und Angela bat schweren Herzens ihren Ex-Mann Jan, die beiden Kinder zu sich zu nehmen. Während Angelas Aufenthalt im Hospiz brachte Jan die Kinder regelmäßig bei ihrer Mutter vorbei, um sie zu besuchen, aber er wartete meistens draußen im Empfangsbereich, anstatt die Zeit mit Angela zu verbringen.
Marvin war Pflegehelfer im Hospiz. Er beobachtete, dass Timothy ständig hinter ihm her lief, wenn er durch die Flure ging. Nach ein paar Tagen hatten Marvin und Timothy sich angefreundet; sie erzählten sich Witze und machten manchmal Spiele im Tagesraum. Eines Morgens war

> Timothy jedoch ziemlich niedergedrückt, und er sagte ganz direkt und ernst: «Bitte, lass meine Mammi nicht sterben. Mein Daddy sagt, dass sie sterben wird und dass wir dann bei ihm leben müssen, aber ich will nicht. Er macht mir Angst. Meine Mammi sagt, dass sie so schnell wie möglich gesund wird.»

7.2 Den Kontakt und die Beziehung nutzen, anstatt auf Rollen zu verweisen

Marvin macht bei der Kontaktaufnahme mit Timothy bereits erfolgreich von seinen beraterischen Fähigkeiten Gebrauch: er setzt Mittel ein, die dem Alter des Jungen entsprechen, z. B. spielt er mit ihm und gestattet ihm, ihn bei seiner Arbeit zu begleiten (Herbert, 1996). Die Beziehung zwischen den beiden hat sich so weit entwickelt, dass Timothy genug Vertrauen zu Marvin hat, um ihm von sich aus von den Befürchtungen und Ängsten zu erzählen, die ihn belasten. Potenziell bietet sich hier eine sehr günstige Gelegenheit, da Timothys Beziehung zu den anderen Teammitgliedern offenbar nicht so eng ist (und deshalb sollte Marvin auch nicht antworten: «Darüber kann ich dir gar nichts sagen, Timothy – das musst du die Ärzte fragen. Ich bin hier nur ein Helfer.»). Damit fällt Marvin die schwierige Aufgabe zu, einfühlsam und empathisch zu reagieren, ohne seine professionelle «Neutralität» aufzugeben und ohne Timothy auf eine Art und Weise zu beruhigen, die unzulässig ist und sich später vielleicht rächt.

7.3 Die Versuchung, das Thema zu wechseln

In einer solch heiklen Situation, in der es um die großen Sorgen eines kleinen Jungen geht, hätten viele das Bedürfnis, Timothy zu «retten», z. B. das Thema zu wechseln und ihn «abzulenken»: «Du darfst dir nicht zu viele Sorgen machen, Timmy, wir tun unser Bestes, und die Ärzte hier sind sehr gut. Komm, wir gehen noch mal rüber zur Playstation.» Durch diese Reaktion wird weder der Konflikt verschärft, noch wird die Familie entmündigt, und auch der Helfer ist «aus dem Schneider», aber Marvin verspielt auch die Chance, Timothys Äußerung therapeutisch zu nutzen.

Solche Reaktionen verraten das Bedürfnis, sich aus einer heiklen Situation zu befreien. In einer Kultur, in der die Kindheit als besonders schützenswert gilt (Gupta, 1994), ist das Bedürfnis der Gesundheitsfachleute, als Retter aufzutreten und/oder solche Situationen zu meiden, natürlich besonders stark, wenn kleine Kinder betroffen sind.

7.4 Parteinahme ist unzulässig, wenn kleine Kinder zwischen den Parteien stehen

Marvin könnte sich verleiten lassen, für einen Elternteil Partei zu ergreifen und das Kind so zu beruhigen. Da Marvin Angela sicher gut kennt und Timothy Angst und Abneigung gegenüber seinem Vater zum Ausdruck gebracht hat, könnte Marvin erwidern: «Timothy, ich weiß nicht, was mit deiner Mammi passieren wird, aber ich bin sicher, dass niemand dich zwingen wird, mit einem Menschen zu leben, der dir Angst macht. Was sagt denn deine Tante Grete dazu?». Diese Antwort vergrößert womöglich die Kluft zwischen Timothy und seinem Vater, und dies in einer Phase, in der die

Familie nach Möglichkeiten sucht, miteinander eine Lösung zu finden. Zudem ist es unwahrscheinlich, dass eine solche Reaktion geeignet ist, den Druck von Timothy zu nehmen, der ja genau darauf zurückzuführen ist, dass er zwischen Mutter und Vater steht.

Es ist unzulässig, wenn Marvin sich dazu äußert, wo Timothy in Zukunft leben wird, weil er dies weder weiß noch entscheiden kann. Marvin kann bestenfalls wissen, dass Jan, Grete und Angela sich intensiv bemühen, dieses Thema zu besprechen, und durch seine gedankenlose Einmischung würde er die Diskussion nur stören und negativ beeinflussen. Ebenso unklug wäre es, für Timothys Vater «Partei zu ergreifen» und dessen Prognose zu bestätigen: «Es tut mir leid, Timothy, aber ich glaube, dein Vater hat recht. Deine Mammi ist wirklich sehr krank, und wir können sie nicht wieder gesund machen.» Diese Äußerung über den Zustand der Mutter wirkt zwar ehrlich und angemessen, aber sie könnte bei Timothy den Eindruck hervorrufen, dass seine Mutter lügt, was Angelas Position schwächen und sogar einen Keil zwischen Timothy und sie treiben könnte.

7.5 Auf Gefühle reagieren und Verständnis zeigen, anstatt Lösungen anzubieten

Gesundheitsfachleute tun in solchen Situationen das Richtige, wenn sie auf Gefühle eingehen und helfen, Probleme zu erkennen, anstatt zu versuchen, sie zu lösen. Die Situation ist für Timothy sicher quälend, weil er widersprüchliche Informationen von seinen Eltern bekommt. Er befindet sich in einer Zwangslage, in der eine Entscheidung für oder gegen die Position eines Elternteils mit erheblichen Risiken für ihn verbunden ist. Im Gegensatz zu kleinen Kindern, die noch von anderen abhängig sind, weil sie Betreuung sowie emotionale und psychische Unterstützung brauchen, können Erwachsene in einer solchen Situation einfach vor dem Konflikt «weglaufen». Um die Position der Mutter bzw. des Vaters nicht zu schwächen, muss Marvin sich neutral gegenüber deren Umgang mit der Situation verhalten, und um Timothy zu helfen, muss er ihm auf einfühlsame Art und Weise vermitteln, dass er sein Problem versteht.

7.6 Das Problem beim Namen nennen

Marvin könnte beispielsweise sagen: «Es ist wirklich schlimm, dass du nicht weißt, was passieren wird und das Gefühl hast, dass jeder dir etwas anderes erzählt. Was glaubst du, was mit deiner Mammi passieren wird?» oder: «Armer Timothy, hört sich an, als hättest du große Angst. Was glaubst du, was passiert?» oder einfach nur: «Wie fühlst du dich denn jetzt?» Mit solchen Reaktionen geht Marvin auf die emotionale Ebene des Gesprächs ein und animiert Timothy damit zu einer Fortsetzung des Gesprächs auf dieser Ebene, verzichtet aber darauf, Timothy durch einfache Lösungen und unzulässige Beschwichtigungsversuche zu retten.

7.7 Bedeutung zuordnen

Mit folgender Antwort könnte Marvin ehrlich auf Timothys Bitte, seine Mutter zu retten, reagieren, ohne in die Bewältigungsstrategie seiner Mutter bzw. seines Vaters einzugreifen: «Ich glaube, du weißt, dass ich dir so etwas nicht versprechen kann. Das kann niemand. Jeder hier tut sein Bestes, damit es deiner Mutter möglichst gut geht, aber du weißt auch, dass sie sehr krank ist». Als Nächstes könnte Marvin Timothy helfen sich zu erinnern, was er bislang im Zusammenhang mit der Krankheit seiner Mutter gehört und gesehen hat («Wann hast du zum ersten Mal gemerkt, dass es deiner Mutter nicht gut geht ... was ist da passiert?») und wie sich dies auf ihn ausgewirkt hat («Wie war das für dich, als der Arzt zu euch nach Hause kam.... Was hast du da gedacht, was passiert ist?»). Wenn man das Kind animiert, seine Eindrücke von der Krankheit von Anfang an bis hin zur Gegenwart «in Form einer Geschichte» zu schildern, dann hilft man ihm, seinen Erfahrungen selbst eine Bedeutung zuzuordnen, respektiert aber auch die Bemühungen der Familie, ihm zu helfen (Fredman, 1997).

Marvin könnte Timothy auch fragen, wie seine Schwester die Krankheit empfindet und versteht, denn wenn Timothy berichtet, wie sich die Krankheit auf seine Schwester auswirkt, offenbart er auch, wo seine Probleme liegen («Versteht deine Schwester, was Krebs ist .... sie ist doch noch ziemlich klein, oder? Glaubst du, dass sie weiß, was es bedeutet, wenn man sagt, dass jemand stirbt?»).

7.8 Sich nicht allein verantwortlich fühlen

Es ist wichtig, dass es Marvin gelingt, seine beraterischen Fähigkeiten therapeutisch wirksam einzusetzen, sich aber nicht allein für Timothys Bedürfnisse verantwortlich zu fühlen. Wird Timothy animiert, seine Gefühle zu schildern und seiner Wahrnehmung der Krankheit eine Bedeutung zuzuordnen, dann redet er vielleicht auch über Schuldgefühle, die mit der Krankheit seiner Mutter und seinem Anteil daran in Zusammenhang stehen. Kleine Kinder nehmen die Ursache und Behandlung von Krankheiten anders wahr als Erwachsene (Altschuler, 1997: Kap. 5). Es ist durchaus normal, dass Kinder sich für viele Dinge, vielleicht sogar für die Krankheit selbst, maßgeblich verantwortlich fühlen (Herbert, 1996).

Klare Informationen in einfachen Worten sind der beste Schutz vor Missverständnissen, die zur Belastung werden können. (Ein Beispiel: Timothy: «Mammi fing an zu husten, als ich den Toast in der Küche verbrannt habe. Ich glaube, sie hat zu viel Qualm eingeatmet.» Marvin: «Das hört sich so an, als ob du denkst, es wäre deine Schuld. Eins kannst du mir glauben, die Ärzte und ich wissen ganz genau, dass die Krankheit, die deine Mammi hat, nicht von diesem Qualm kommt. Du hast überhaupt keine Schuld.») Diese Antwort ist genau richtig, um das Kind über die Fakten aufzuklären und zu beruhigen, und sie reicht oft aus, um Kinder von den Schuldgefühlen zu befreien, die sie belasten.

Doch manche Kinder haben selbst dann noch Zweifel an ihrer Unschuld («Tante Grete sagt das auch, aber ich glaube ihr nicht. Ich träume immer wieder davon.»). Diese Zweifel wären ein Hinweis für Marvin, die Überweisung an eine/n Spezialistin/Spezialisten in Betracht zu ziehen, z. B. an einen auf die Behandlung von Kindern spezialisierten Beratungsdienst oder an eine Macmillan-Pflegeperson, die Erfahrung in der Arbeit mit Kindern hat. Allerdings müsste dies zuerst mit Timothys Eltern besprochen werden.

7.9 Vertrauliche Informationen und Kinderschutz

Die Arbeit mit Kindern, die Hilfe brauchen, kann für Gesundheitsfachleute problematisch werden, wenn es um Vertraulichkeit und den Schutz vor Gefahren, z. B. vor Misshandlungen, geht. Schwierig wird es immer dann, wenn Gesundheitsfachleute Signale von Kindern, die auf Probleme hindeuten, nicht wahrnehmen oder voreilig falsche Schlussfolgerungen ziehen oder mit Suggestivfragen arbeiten. Noch problematischer wird die Situation, wenn Kinder Gesundheitsfachleuten Informationen geben, die anzeigen, dass sie in Gefahr sind, die Gesundheitsfachleute ihnen aber vorher unzulässigerweise versprochen haben, «das Geheimnis für sich zu behalten» (Corby, 1993).

In unserem Fallbeispiel wird nicht klar, was Timothy meint, wenn er sagt, sein Vater mache ihm Angst. Es kann ganz einfach bedeuten, dass es ihm Angst macht, wenn sein Vater ihm zu erklären versucht, wie krank seine Mutter ist. Timothy könnte aber auch andeuten, dass er von seinem Vater misshandelt wird. Es sind noch viele andere Erklärungen möglich. Also sollte Marvin Timothy fragen: «Ich habe nicht richtig verstanden, was du gemeint hast, als du sagtest, dass dein Vater dir Angst macht. Kannst du es mir erklären?» Diese in jeder Hinsicht offene Frage drückt Interesse und Anteilnahme aus und «verleitet» Timothy weder zu einer bestimmten Antwort, noch setzt sie ihn unter Druck. Wenn Timothy antwortet: «Nein, ich kann nicht, ich darf nicht darüber sprechen», dann sollte Marvin dies erst einmal respektieren, aber mit erfahreneren KollegInnen über das weitere Vorgehen sprechen.

Wenn Timothy dagegen antwortet: «Nur wenn du versprichst, dass du es niemandem erzählst», darf Marvin ein derartiges Versprechen nicht abgeben. Je nach Art des Problems kann es nötig (ja sogar gesetzlich vorgeschrieben) sein, andere Stellen einzuschalten. Anstatt falsche Versprechungen zu machen, kann Marvin erwidern: «Ich werde es nur dann jemandem sagen, wenn es wirklich nicht anders geht, damit wir alle mithelfen können, dass dir nichts geschieht. Wovor hast du denn Angst?» Gesundheitsfachleute müssen aufmerksam zuhören und offen bleiben («Es macht mir Angst, wenn Daddy weint. Das hat er früher nie getan.»), sie dürfen das Kind weder unter Druck setzen noch in eine bestimme Richtung drängen, und, was äußerst wichtig ist, sie müssen fähig sein, die anderen Teammitglieder um Rat und Unterstützung zu bitten. Es wäre gut, wenn alle Organisationen im Gesundheitswesen Richtlinien für den Umgang mit Vertraulichkeit und kinderspezifischen Problemen hätten, an die sich die Gesundheitsfachleute halten müssten.

7.10 Emotionale Belastungen bei der Arbeit mit kleinen Kindern

Die Arbeit mit kleinen Kindern in der Palliative Care kann für Gesundheitsfachleute eine große emotionale Belastung sein. So sinnvoll es ist, Beziehungen zu nutzen, die sich spontan zwischen Kindern und bestimmten Personalmitgliedern entwickeln, so wichtig ist es auch, dass die anderen Personalmitglieder diese nicht als Vorwand benutzen, um sich nicht mit den Problemen der Kinder abgeben zu müssen. Kinder sollten nicht zu sehr auf eine bestimmte Person aus dem Team fixiert sein, denn die ist natürlich nur zu bestimmten Schichten anwesend und muss sich dann auch um andere PatientInnen kümmern. Folglich wäre es sinnvoll, wenn sich auch die anderen

Teammitglieder um eine Beziehung zu dem Kind bemühen würden, beispielsweise dadurch, dass sie sich dem Kind gleich zu Anfang vorstellen und gemeinsam mit ihm und dem Teammitglied, das zuerst Kontakt zu dem Kind hatte, etwas unternehmen.

Gesundheitsfachleute müssen sich klarmachen, dass sie trotz ihrer persönlichen Beziehung zu dem Kind viele andere Aspekte des Gesundheitssystems für das Kind repräsentieren. Wenn sich der Zustand des Vaters/der Mutter dann verschlimmert oder er/sie stirbt, werden Kinder nicht selten wütend auf ein Teammitglied, mit dem sie zuvor sehr vertraut waren. Es kann auch passieren, dass Kinder sich von dem ganzen Palliative-Care-Team und besonders von den Teammitgliedern, zu denen sie ein engeres Verhältnis haben, furchtbar im Stich gelassen fühlen.

Fallbeispiel 21

Die meiste Zeit des Tages war es auf der Männerstation im Hospiz ziemlich ruhig; man hörte nur leise den Fernseher im Hintergrund, unregelmäßiges Schnarchen und gedämpfte Laute von den Gesprächen mit Besuchern. Georgs Kinder waren noch klein und deshalb ziemlich laut; sie kamen fast jeden Abend mit ihrer Mutter Evelyn zu Besuch. Während Georg und Evelyn dasaßen und sich unterhielten, spielten die drei Kinder Spiele und rannten auf den Fluren im Hospiz umher. Manchmal lächelte Georg, und wenn die Kinder vorbeitobten, lachte er leise in sich hinein.

Zu Anfang empfanden die Personalangehörigen den Lärm von kleinen Kindern wie einen frischen Wind, der sie inmitten all der Krankheiten, von denen sie umgeben waren, daran erinnerte, dass es so etwas wie kräftiges junges Leben gibt. Doch mit jedem Besuch wurde das Spiel der Kinder ausgelassener anstatt ruhiger, so dass die anderen PatientInnen sich beschwerten. Einige PatientInnen sagten, sie fänden bei dem Lärm keine Ruhe oder Entspannung und würden immer müder, während andere klagten, sie fühlten sich auf den Fluren unsicher, aus Angst, die Kinder könnten sie umrennen.

Als Evelyn wieder einmal mit den Kindern zu Besuch war, sprach Arthur, der Pfleger, die beiden auf dieses Thema an und bat sie, dafür zu sorgen, dass die Kinder während des Besuchs in der Nähe des Bettes bleiben und sich ruhig verhalten würden. Evelyn und Georg waren verärgert, und Georg sagte: «Es sind doch Kinder, und Kinder sind nun mal so. Lassen Sie sie doch.»

7.11 Hypothesenbildung, um die Perspektive des Patienten zu verstehen

Wenn Arthur und das Pflegeteam darauf verzichten wollen, ganz autoritär auf Einhaltung der «Hausordnung» zu bestehen, müssen sie mittels Hypothesenbildung versuchen, das Problem auf andere Art und Weise zu lösen.

- Während die Teammitglieder ihre eigenen Gefühle gegenüber den Kindern erkunden, wird ihnen klar, dass die Kinder für Georg und seine Frau Leben und Gesundheit, also etwas sehr Wertvolles, verkörpern könnten, das sie für die vielen Verluste entschädigt, mit denen sie sich abfinden müssen. Georgs offenkundiges Vergnügen an den herumtobenden Kindern spricht eindeutig für diese Annahme und wirkt natürlich wie eine Aufforderung an die Kinder, «sich noch zu steigern». Seine Freude und sein leises Lachen signalisieren ihnen, dass sie auf diese Art und Weise ihren kranken Vater aufheitern können. Vermutlich haben die Kinder ebensolche Reaktionen von einigen Personalmitgliedern bekommen, denen eine Ablenkung von ihrer traurigen alltäglichen Arbeit auf einer Station für Schwerstkranke sehr willkommen war.

- PatientInnen, die stationär gepflegt werden, müssen viele Verluste hinnehmen. Daher sind ihre Wahlmöglichkeiten und ihre Unabhängigkeit, was Gewohnheiten, Mahlzeiten, Privatleben usw. anbelangt, stark eingeschränkt, und sie müssen auch auf vertraute und angenehme Dinge aus der häuslichen Umgebung verzichten. Georg versteht Arthurs Bitte vielleicht als Aufforderung, noch mehr von seiner Unabhängigkeit aufzugeben.
- Die Kultur der Station kollidiert mit der Kultur/dem Hintergrund des Patienten. Möglicherweise ist das, was einige PatientInnen und Personalmitglieder als ungehöriges Verhalten empfinden, für Georg und seine Frau völlig unbedeutend. Doch Neutralität ist in diesem Fall keine Lösung, da die anderen PatientInnen sich gestört fühlen.
- Evelyn und Georg haben gerade über ein anderes wichtiges Thema gesprochen und ärgern sich über die Störung.
- Evelyn und Georg ärgern sich darüber, dass sie vor den anderen PatientInnen kritisiert wurden, und wehren die Beschwerde deshalb ab.
- Evelyn oder Georg oder beide sind müde oder erschöpft. Müdigkeit ist ein weithin unterschätztes Symptom, von dem viele PatientInnen in der Palliative Care betroffen sind. Es könnte sein, dass Evelyn und Georg das Problem bewusst ist, dass sie aber zu erschöpft sind, um die Kinder energisch zur Ordnung zu rufen, und deshalb Arthurs Aufforderung als Angriff auf Georgs Kraftreserven empfinden.
- Evelyn und Georg ist das Problem bewusst, aber sie ärgern sich, dass so getan wird, als sei das Problem nur ihnen anzulasten und nicht dem Umstand, dass es auf der Station keine Kinderbetreuungsmöglichkeiten gibt (oder dass sie von den anderen Familienmitgliedern keine Hilfe bekommen). Die meisten Einrichtungen im Gesundheitssystem sind auf erwachsene PatientInnen zugeschnitten und für kleine Kinder langweilig und wenig abwechslungsreich.
- Die Kinder und/oder ihre Eltern sind nicht daran gewöhnt, sich über eine längere Zeit ruhig miteinander zu beschäftigen und wissen angesichts der Krankheit erst recht nicht, worüber sie reden sollen.

Hypothesenbildung ist sinnvoll und ermöglicht es den Gesundheitsfachleuten, sich in eine Situation hineinzuversetzen und, wie in diesem Fall, Probleme aus der Perspektive des Patienten zu betrachten. Ein Verzicht auf Hypothesenbildung würde in dieser Situation zu einer direkten Konfrontation mit der Familie führen («Tut mir leid, Herr Schmidt, aber die Vorschriften müssen nun mal beachtet werden, schließlich müssen wir auch an die anderen PatientInnen denken. Wir haben viele Beschwerden bekommen. So kann es nicht weitergehen.»). Da der Patient verwundbar und zudem von den Gesundheitsfachleuten abhängig ist, ginge zwar die Organisation als Sieger aus der «Schlacht» hervor, aber die Zusammenarbeit und das Vertrauen in die Pflege wären gestört. Evelyn und Georg wären wütend und würden sich gedemütigt und/oder schuldig fühlen.

7.12 Zusammenarbeit anstatt Konfrontation

Arthur hätte besser so reagiert: «Ich weiß sehr gut, wie schwer für kleine Kinder der Aufenthalt auf einer solchen Station ist, die ihnen nicht gerade viel zu bieten hat. Ich würde mich gerne einmal mit Ihnen unterhalten, wie wir es erreichen können, dass sich die Kinder hier wohl fühlen und die anderen PatientInnen sich nicht zu sehr gestört fühlen. Tut mir leid, dass ich so streng sein muss, aber wir haben hier PatientInnen, die sehr unter Müdigkeit leiden, und deshalb müssen wir einen Weg finden, dass Sie und Ihre Familie sich hier zu Hause fühlen können und die PatientInnen die Ruhe bekommen, die sie brauchen. Ich bitte um Entschuldigung, wenn ich Sie gerade zu einem ungünstigen Zeitpunkt darauf anspreche. Aber wir können auch später darüber reden, wenn Sie einverstanden sind.»

Diese Reaktion respektiert das Recht des Ehepaares auf Ungestörtheit, macht aber gleichzeitig deutlich, dass die Angelegenheit im Interesse der anderen PatientInnen zur Sprache gebracht werden muss. Georg und Evelyn haben die Möglichkeit, den Zeitpunkt des Gesprächs selbst zu wählen, ihre Schwierigkeiten finden Anerkennung («Normalisierung») und sie werden nicht als schlechte Eltern hingestellt. Außerdem räumt Arthur ein, dass die Einrichtung für die Schwierigkeiten mitverantwortlich ist. Seine Hinweise, dass die Familie sich «zu Hause fühlen» soll und dass die anderen PatientInnen unter Müdigkeit leiden, könnte Georg animieren, über seine eigenen Erfahrungen zu sprechen. Insgesamt signalisiert die Reaktion den Eltern, dass es dem Pfleger nicht um Konfrontation, sondern um Zusammenarbeit bei der Unterstützung der Kinder geht.

7.13 Die elterliche Autorität akzeptieren

Wird das Gesprächsangebot akzeptiert, sollte Arthur Interesse für die Vorschläge der Eltern zum Ausdruck bringen: «Wir wissen, dass es einige PatientInnen nervös macht, wenn die Kinder anfangen umherzurennen. Sie als Eltern kennen Ihre Kinder natürlich am besten und haben sicher eine Idee, was wir tun könnten?» und: «Können wir Ihnen dabei behilflich sein?» Damit wird das Anliegen des Personals erneut formuliert, ohne dass die Erfahrung und Autorität der Eltern in Bezug auf ihre Kinder infrage gestellt wird.

7.14 Die Bedürfnisse der Kinder berücksichtigen

Der «Lärm» der Kinder könnte ein Hinweis darauf sein, dass sie Hilfe brauchen. Anstatt Georg und Evelyn das Verhalten der Kinder als Versagen anzulasten, sollten die Gesundheitsfachleute es besser als ein Problem behandeln, das im Kontext schwerer Krankheit «normal» ist. Wenn die Eltern erklären, dass die Kinder eine solche Situation nicht kennen und sich noch nie so verhalten haben, dann sollten die Gesundheitsfachleute ihnen helfen, diesen Veränderungen eine Bedeutung zuzuordnen («Sie sagten, dass die Kinder vorher noch nie in einem Krankenhaus waren. Wie haben Sie ihnen denn erklärt, dass ihr Vater hier ist .... Sind Sie sich darüber einig, was Sie ihnen sagen wollen, oder gibt es Dinge, wo Sie nicht einer Meinung sind?»). Ein Gespräch über das Verhalten der Kinder bietet eine gute Gelegenheit, auch anzusprechen, was die Kinder verstehen und fühlen und wie die Familie insgesamt mit der Krankheit lebt.

7.15 Merksätze

- Es ist gefährlich, «Partei zu ergreifen», wenn Kinder im Spannungsfeld unterschiedlicher Interessen oder Bewältigungsstrategien von Eltern oder anderen Familienmitgliedern stehen. Gesundheitsfachleute dürfen weder ihre therapeutische Neutralität aufgeben noch anderen Lösungen aufzwingen.
- Wer Kinder animiert, über ihre Wahrnehmung der Krankheit nachzudenken, hilft ihnen, den Geschehnissen «eine Bedeutung zuzuordnen». Dies stellt eine eigenständige und wichtige unterstützende Rolle dar.
- Kinder nehmen die Ursachen und Auswirkungen von Krankheiten anders wahr als Erwachsene, weil ihnen Erfahrungen fehlen und ihre kognitiven Fähigkeiten noch nicht sehr weit entwickelt sind. Viele Kinder bekommen Schuldgefühle, wenn ein Familienmitglied erkrankt, und halten sich für verantwortlich. Gesundheitsfachleute können diesen Kindern helfen, wenn sie sie über den wahren Sachverhalt aufklären und beruhigen.
- Gesundheitsfachleute sollten keine «Geheimhaltungsversprechen» abgeben, die den Schutz des Kindes gefährden und sein Gefühl, verraten zu werden, verstärken könnten. Die Weitergabe vertraulicher Informationen an das Team widerspricht nicht der Schweigepflicht. Gesundheitsfachleute sollten entsprechende Richtlinien ihrer Organisation kennen und KollegInnen zu Rate ziehen, wenn sie Bedenken haben.
- Die emotionale Belastung der Arbeit mit kleinen Kindern in der Palliative Care sollte nicht unterschätzt werden. Das Team muss betroffene KollegInnen unterstützen und darauf achten, dass die Kinder sich nicht nur einem Teammitglied anschließen.
- Wird das Verhalten von Kindern für das Team oder die anderen PatientInnen zum Problem, muss zusammen mit den Eltern nach einer Lösung gesucht werden, die die elterliche Autorität respektiert und die Eltern nicht entmündigt.

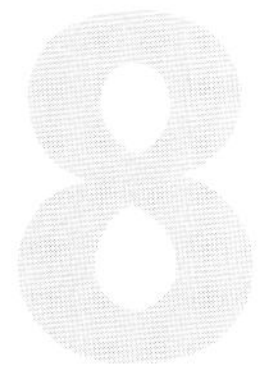

Sterben und Tod

8.1 Einleitung

Tod und Sterben sind zentrale Themen in der Palliative Care. Doch dies bedeutet nicht unbedingt, dass diese Themen für die PatientInnen und Betreuungspersonen die schwierigsten und belastendsten Probleme sind. Einige Gesundheitsfachleute in der Palliative Care romantisieren die Idee vom «schönen Tod» zu sehr, andere empfinden den Tod in dieser Umgebung als so normal, dass sie die Besonderheit des einzelnen Todesfalles nicht mehr wahrnehmen.

In diesem Kapitel wird die Anwendung beraterischer Fähigkeiten in drei verschiedenen Situationen untersucht: in der ersten wird eine Patientin erbarmungslos mit der Tatsache konfrontiert, dass ihr Tod unmittelbar bevorsteht, in der zweiten geht es um die Auswirkungen, die der Tod eines Patienten auf einen anderen Patienten hat, und in der dritten steht die Partnerin eines Patienten im Mittelpunkt, deren Verzweiflung in dem Maße zunimmt, wie das Leben ihres Partners sich seinem Ende nähert. Diese drei Beispiele sollen zeigen, dass Menschen unterschiedlich auf den Tod reagieren und dass jeder individuell unterstützt werden muss.

Fallbeispiel 22

Helga hatte Frau Andersens Morphiumpumpe aufgefüllt und wollte das Zimmer wieder verlassen. Frau Andersen litt an einem Ösophagustumor und konnte nur unter Schwierigkeiten essen und trinken. Sie hatte sehr viel Gewicht verloren, schien an diesem Morgen aber in guter Verfassung zu sein.
Helga hatte gerade die Tür erreicht, als sie ein würgendes Geräusch hörte. Sie drehte sich um und sah, wie Frau Andersen sich über das Bettzeug erbrach. Helga bemerkte, dass das Erbrochene die Farbe von hellem arteriellem Blut hatte. Frau Andersen war sehr blass und zitterte, ihre Augen waren vor Angst geweitet. Nach ein paar Sekunden wurde ihr wieder übel. Das Blut durchtränkte die Laken und hinterließ Flecken auf den dunkelgrünen Decken. Die Pflegeperson erkannte, dass Frau Andersen stark aus einer durch den Tumor zerstörten Arterie blutete und vermutlich nur noch wenige Minuten leben würde. Frau Andersen starrte Helga an und fragte: «Was ist los, was geschieht mit mir? Muss ich jetzt sterben?» Dann hustete sie noch mehr Blut aus.

8.2 Was kann Helga für Frau Andersen tun?

Viele PalliativpatientInnen sterben im Schlaf oder in bewusstlosem Zustand. Aber manchmal sind diese PatientInnen auch wach und nehmen Veränderungen wahr, die anzeigen, dass sich ihr Zustand schnell verändert und sie bald sterben werden. Sind beraterische Fähigkeiten dann überhaupt noch relevant? Wenn man sie nur als sprachliche Techniken oder Phrasen versteht, sicherlich nicht. Für uns sind beraterische Fähigkeiten jedoch der gezielte Einsatz der Beziehung zur Unterstützung eines Menschen in einer schwierigen Situation.

Was kann Helga für Frau Andersen tun? Sie kann ihr Leben nicht verlängern. Sie kann weder ihre Probleme lösen, noch kann sie ihr helfen, Entscheidungen zu treffen oder Pläne zu machen. Die Zeit reicht vielleicht nicht aus, um die Familie oder FreundInnen herzubitten. Obwohl in manchen Hospizen für solche Fälle Spritzen mit Sedativa bereitstehen, ist keineswegs klar, ob solche Medikamente so schnell wirken, dass sie Erleichterung bringen, oder ob eine schnelle Sedierung überhaupt sinnvoll ist, denn manche PatientInnen fühlen sich durch den Verlust der Klarheit verwirrt und empfinden ihre Angst umso stärker.

Die Frage lautet also nicht: «Was kann Helga für Frau Andersen *tun*», sondern: «Wie kann Helga auf Frau Andersen *eingehen?*». Diese Frage lässt sich nur beantworten, wenn Helga sich in die Situation einfühlen kann, denn sie wird später von Frau Andersen nicht mehr erfahren können, ob sie «das Richtige getan» hat.

8.3 Allein lassen

Es wäre unvorstellbar, Frau Andersen zum Zeitpunkt der finalen Krise allein zu lassen. Dazu könnte es kommen, wenn Helga das Zimmer verließe, um Hilfe zu holen oder um nach einem Familienmitglied zu suchen, das sich irgendwo im Gebäude aufhält. Bis zu ihrer Rückkehr könnte Frau Andersen bereits tot sein. Wenn Hilfe nötig ist oder ein Familienmitglied herbeigerufen werden muss, sollte Helga den Ruf betätigen, denn Frau Andersens Zustand würde sich sicher beträchtlich verschlimmern, wenn Helga laut rufen oder selbst in Panik geraten würde. Um Frau Andersen helfen zu können, muss Helga ihre eigene Verzweiflung oder Panik unter Kontrolle halten.

Es gibt aber auch viel subtilere Möglichkeiten, sterbende PatientInnen allein zu lassen. So könnte Helga sich eifrig betätigen und das Blut aufwischen, Frau Andersen umlagern, damit sie nicht erstickt oder ihr eine Dosis des Sedativums verabreichen. Das soll nicht heißen, dass all dies völlig sinnlos ist, sondern lediglich zeigen, dass die hektische Aktivität zur Beseitigung der Unordnung einen guten Vorwand liefern kann, sich der Notwendigkeit, mit einem sterbenden Mensch hier und jetzt in Beziehung zu treten, zu entziehen.

8.4 Unzulässige Beruhigung

Helga könnte in Versuchung geraten, die Patientin in unzulässiger Weise zu beruhigen: «Keine Angst, Frau Andersen, das ist nichts Schlimmes. Versuchen Sie einfach, still zu liegen und Ruhe zu bewahren, dann geht es Ihnen bald besser.» Wenn die Patientin dies wirklich glauben könnte, wäre ihr geholfen, doch die Beruhigung spottet schlicht der Realität. Diese Reaktion ist in höchstem Maße irreführend und verhindert geradezu, dass die Patientin den Ereignissen eine «Bedeutung zuordnen» kann. Es hat keinen Sinn, Angst durch Verwirrung noch schlimmer zu machen. Wir können uns darauf berufen, dass wir kein Recht haben, PatientInnen über ihren Zustand im Unklaren zu lassen, erst recht nicht, wenn sie direkt danach fragen. Wir wissen nicht, welche Vorbereitungen oder Gebete ein Patient für die Stunde seines Todes vorgesehen hat.

Helga sollte versuchen, die Wahrnehmungen der Patientin zu akzeptieren und ernst zu nehmen, und ihr helfen, den Geschehnissen eine Bedeutung zuzuordnen. Damit erweist sie Frau Andersen Respekt bis zu ihrem Tod. Helga könnte Frau Andersens Hand halten und sagen: «Frau Andersen, ich glaube, sie bluten aus einer Arterie. Ich kann die Blutung leider nicht zum Stillstand bringen, aber wenn Sie ruhig auf der Seite liegen bleiben, geht es besser. Ich weiß, dass Sie Angst haben, und ich werde bei Ihnen bleiben. Entspannen Sie sich, wenn Sie können, ich werde Sie nicht alleine lassen.» Man weiß nie genau, wie viel ein Patient in einem solchen Augenblick noch versteht, und deshalb kann ein einfacher körperlicher Kontakt, wie Handhalten oder eine einfache Handreichung wie Erbrochenes von den Lippen wischen, viel wichtiger sein. Wenn Frau Andersen noch einmal fragt, ob sie sterben muss, kann Helga antworten: «Ja, Sie verlieren sehr viel Blut, und wir können es nicht zum Stillstand bringen. Ich glaube, es bleibt nicht mehr viel Zeit.»

Derartig schreckliche Todesfälle können traumatische Auswirkungen auf Gesundheitsfachleute haben. Um sich selbst zu schützen, sollten sie Gruppenbesprechungen, Stationsübergaben oder Supervisionen dazu nutzen, um über ihre Empfindungen in solchen Situationen zu sprechen.

Fallbeispiel 23

Martin hatte einen sehr leichten Schlaf, und es war ihm noch nicht gelungen, seinen Schlafrhythmus an die Stationsroutine anzupassen. Eines Nachts wachte er auf und sah, dass Franks Bett mit Vorhängen abgeschirmt wurde und Pflegende mit Waschschüsseln und Handtüchern hin und her liefen. Martin tat es leid für Frank, der Probleme mit seinem Darm hatte. Frank hatte einen Einlauf bekommen, der anscheinend zu schnell gewirkt hatte; der arme Frank war an diesem Tag mindestens viermal inkontinent gewesen. Martin hatte Frank während ihrer gemeinsamen Zeit auf der Station kennen und schätzen gelernt. Es war nicht nur die gleiche Krankheit, die sie verband, sondern auch gemeinsame Erinnerungen an den Krieg. Martin hoffte, dass der Durchfall bald nachlassen würde, da er wusste, dass dies für Frank immer eine außerordentlich peinliche Angelegenheit war.

Martin drehte sich um und schlief wieder ein. Gegen 3 Uhr wurde er wieder wach. Dieses Mal sah er Franks Frau Mary und seine beiden Söhne Mike und Matt. Mary schluchzte, als Mike seinen Arm um ihre Schulter legte. Martin vernahm ein seltsames Geräusch, das aus der Richtung von Franks Bett kam, eine Art «krächzendes Gurgeln». Er fragte sich, was es wohl sein könnte. Martin hatte sich manchmal mit Mary und den Jungen unterhalten, wenn er selbst keinen Besuch hatte. Sie taten ihm leid, und er fragte sich, was los sei.

Als Martin am nächsten Morgen aufwachte und zum Bett auf der gegenüberliegenden Seite hinüberblickte, war Franks Bett abgezogen und sein Schrank leer geräumt. Er winkte den Pfleger Ralf heran, der gerade vorbeiging, und erkundigte sich nach Frank. Ralf antwortete: «Wir haben ihn ins Nebenzimmer gebracht, Martin. Er hatte eine schlechte Nacht.» Etwas später beschloss Martin, seinen Freund im Nebenzimmer zu besuchen. Doch als er sich der offenen Tür näherte, fand er nur ein leeres Zimmer und einige weiße Plastikbeutel mit der Aufschrift «Patienteneigentum» vor.

Ein wenig später kam Ralf mit dem Wagen für die mittägliche Medikamentenausgabe vorbei. Mit einer Mischung aus Ärger und Vorahnung fragte Martin: «Was ist mit Frank passiert? Er ist nicht in dem Nebenzimmer, wie Sie gesagt haben.»

8.5 Rücksichtnahme auf die Beziehungen der PatientInnen untereinander

Gerade im Kontext stationärer Behandlung ist es wichtig, dass Gesundheitsfachleute Rücksicht auf die Beziehungen und Affinitäten zwischen den PatientInnen nehmen. Die Palliative Care wie auch die familienorientierte Pflege und Medizin fordern zu Recht, dass die Erfahrungen von Familienmitgliedern im Mittelpunkt einer ganzheitlich ausgerichteten Palliative Care stehen müssen. Doch oft werden die Beziehung zwischen Gesundheitsfachleuten und PatientInnen überschätzt und die Bindungen zwischen PatientInnen, die sich oft als Schicksalsgefährten betrachten, unterschätzt. Der eine Patient misst seinen Gesundheitszustand an den Behandlungen und Fortschritten des anderen Patienten. Auch wenn Ralf nicht weiß, dass Martin und Frank eine enge Freundschaft verbindet, müsste ihm klar sein, dass der Tod eines Patienten einschneidende und unmittelbare Konsequenzen für andere haben kann.

8.6 Personalzentrierter Selbstschutz versus patientenzentrierte Sensibilität

Wenn Ralf wirklich noch nicht weiß, dass Frank gestorben ist, wird er ärgerlich sein, vielleicht auch erstaunt oder sich schuldig fühlen. Die Wahrnehmung und Berücksichtigung der eigenen Gefühle stellt eine wichtige beraterische Fähigkeit dar. Fühlt Ralf sich schuldig, wird er das Bedürfnis haben, sich zu verteidigen: «Oh, tut mir leid, ich war gerade auf dem Weg zu Ihnen, um es Ihnen zu sagen. Ich hatte heute sehr viel zu tun» oder: «Wir wollten Sie nicht damit belasten. Tut mir leid, dass Frank gestorben ist.» Solche Reaktionen sind ein Beispiel für personalzentrierten Selbstschutz und dienen dazu, Fehlverhalten zu entschuldigen oder abzuwälzen, aber sie helfen Martin nicht.

Es kann natürlich sein, dass der Tag wirklich sehr anstrengend war und Ralf einfach nicht die Zeit hatte, eher mit Martin zu sprechen. In diesem Fall wäre eine ehrliche, aber einfühlsame Reaktion angezeigt: «Martin, es tut mir leid, aber Frank ist heute Morgen gestorben» und: «Leider hatte ich nicht eher die Gelegenheit, es Ihnen zu sagen. Es muss ein ziemlicher Schock für Sie sein» oder: «Mir hätte klar sein müssen, dass Sie es wissen wollen. Es tut mir leid.» Auf den ersten Blick scheinen diese Antworten sich nicht allzu sehr von den personalzentrierten Reaktionen zu unterscheiden. Die entscheidende Veränderung besteht darin, dass diese Antworten die möglichen Auswirkungen auf Martin berücksichtigen. Anstatt einer Rechtfertigung (personalzentriert) erfolgt eine Entschuldigung für die Umstände, unter denen Martin von Franks Tod erfuhr (patientenzentriert).

8.7 Ralf weiß nicht, was passiert ist

Vielleicht weiß Ralf nicht, was mit Frank passiert ist. Denkbar schlecht wäre dann diese Reaktion: «Ich weiß es nicht, Martin. Ich bin längere Zeit nicht auf der Station gewesen. Fragen Sie doch die andere Pflegeperson, sie weiß vielleicht mehr.» Eine solche Antwort lässt Gleichgültigkeit gegenüber Martins Gefühlen erkennen und legt außerdem nahe, dass die Kommunikation zwischen den Teammitgliedern nicht gut ist oder dass den Teammitgliedern das Schicksal ihrer PatientInnen nicht sehr am Herzen liegt. Es geht nicht nur um die Frage, wie eine solche Behandlung auf Martin wirkt, sondern auch darum, was mit dieser Äußerung über den Wert und die Bedeutung von Franks Leben und Tod ausgesagt wird. Vielleicht haben Gesundheitsfachleute mit robuster Gesundheit kein Gespür für diese subtilen und ohne jede Absicht vermittelten Nebenbedeutungen, doch PatientInnen, die sich ihrer Verwundbarkeit nur allzu deutlich bewusst sind, brauchen das Gefühl, dass ihnen Anteilnahme und Verständnis von Seiten des Personals entgegengebracht wird.

Schon durch kleine Veränderungen drückt die Antwort mehr Mitgefühl aus: «Tut mir leid, Martin, ich weiß es nicht. Ich war einige Zeit nicht auf der Station, aber ich werde die andere Pflegeperson fragen und dann sofort wieder zu Ihnen kommen, sobald ich mit der Medikamentenausgabe fertig bin. Sie machen sich seinetwegen wohl große Sorgen.» So kann Ralf seine Unterstützung anbieten («etwas für jemanden tun») und gleichzeitig einfühlsam auf Martins Sorgen eingehen.

8.8 Reicht die Zeit für ein Gespräch? Qualität statt Quantität

Ralf muss abwägen, ob er die Möglichkeit hat, sofort ein längeres Gespräch mit Martin zu führen, oder ob er ihm besser anbietet, später noch einmal zu ihm zu kommen. Wenn Ralf die Medikamentenausgabe zügig fortsetzen muss, wäre es nicht sonderlich hilfreich, Martin auf der Stelle zu einem längeren Gespräch zu animieren und dann zu versuchen, es so schnell wie möglich zu beenden. Für Gesundheitsfachleute bedeutet Aufrichtigkeit auch, nichts anzubieten, was sie nicht geben können. Die Annahme, ein längeres Gespräch sei in jeder Situation das Richtige, ist schlicht unrealistisch. Statt dessen sollten wir uns bemühen, auch bei kurzen Interaktionen einfühlsam und verständnisvoll zu reagieren und zu signalisieren, dass eine Fortsetzung des Gesprächs unter weniger hektischen Bedingungen immer möglich ist.

Es besteht ein großer Unterschied zwischen dieser Reaktion: «Tut mir leid, Martin, ich wusste gar nicht, dass Sie sich so gut kannten. Entschuldigen Sie mich, aber ich muss jetzt weitermachen, damit die anderen auch ihre Medikamente bekommen.» und der folgenden: «Tut mir leid, Martin. Wie ich sehe, sind Sie sehr betroffen. Ich muss jetzt erst die Medikamente austeilen, aber wenn es Ihnen recht ist, schaue ich danach noch einmal bei Ihnen vorbei. Dann haben wir etwas mehr Zeit, über Frank zu sprechen. Einverstanden?»

Fallbeispiel 24

David hatte schon sechs Tage nichts mehr gegessen und getrunken. Er lag in einem Nebenzimmer des Hospizes, mit dem Rücken zur Tür, die Augen halb geöffnet, aber ausdruckslos, eine ausgemergelte Gestalt. Seine Atemzüge waren unregelmäßig, mal waren sie lauter, mal setzten sie für kurze Zeit aus, so als hätte er den nächsten Atemzug völlig vergessen.

Als Anne, die Pflegeperson, um 21 Uhr zur Nachtschicht im Hospiz ankam, bemerkte sie, dass David, anders als sonst, allein im Zimmer war. Abends saß meistens seine Frau Anja in dem schwachen Licht an seinem Bett, mit ihrem Strickzeug im Schoß, ohne die Finger zu bewegen. Anne bemerkte, dass Davids Atem rasselte, und während sie weiter den Flur hinunterging, murmelte sie leise: «Jetzt dauert es nicht mehr lange, David.»

Als sie sich dem Personalumkleideraum näherte, sah sie, dass Anja in einem Sessel allein im Tagesraum saß und weinte. Sie ging zu ihr. Anja sah schnell auf, als Anne zu ihr kam, und stieß hervor: «Ich kann es einfach nicht mehr länger ertragen, mit ihm in dem Raum zu sein, aber ich habe auch Angst, nach Hause zu gehen. Ich kann nicht gehen, und ich kann nicht bleiben. Was soll ich nur machen?» Sie war erneut in Tränen aufgelöst.

8.9 Sind wir zu selbstgefällig, wenn mit einem «friedvollen» Tod zu rechnen ist?

Es kommt vor, dass erfahrene Mitglieder eines Palliative-Care-Teams vergessen, wie belastend die Zeit vor dem Tod für die Angehörigen sein kann. Diese Gesundheitsfachleute haben den Tod vieler PatientInnen miterlebt und ziehen eine gewisse Befriedigung daraus, Sterbende zu pflegen und dem Tod dieser PatientInnen vielleicht sogar mit Freude entgegenzusehen – nicht etwa weil sie gefühllos oder übel wollend sind, sondern aus Respekt vor der Reise des Patienten. Wir sollten jedoch bedenken, dass die Belastung für die Familie nicht geringer wird, wenn mit einem «friedvollen» Tod zu rechnen ist. Ein Sterbeprozess, der mehrere Tage dauert, ist für Gesundheitsfachleute wesentlich «leichter zu verkraften» als für Angehörige, die emotional beteiligt sind.

8.10 Wie lässt sich herausfinden, was Anja denkt?

Durch Einfühlung in Anjas Situation erkennt Anne, dass Anja erschöpft ist von den langen Nachtwachen bei David, der kaum noch ansprechbar ist und spürbar «entgleitet». Sie überlegt, ob Anja auch gehört hat, dass Davids Atem rasselt, und ob sie weiß, was das bedeutet. In dieser Situation sollte Anne zuerst auf die intensiven Gefühle eingehen und einfühlsam auf Anjas verzweifelte Situation reagieren. Anschließend kann sie Anja, ohne sie in irgendeiner Weise zu beeinflussen, aktive Hilfe anbieten, um ihr aufzuzeigen, welche Möglichkeiten sie momentan hat. (In diesem Fall versteht Anne Anjas Frage «Was soll ich nur machen?» nicht nur als Ausdruck der Verzweiflung, sondern auch als Bitte um Hilfe bei der Bewältigung dieser Ausnahmesituation.) Zu diesem Zweck muss Anne klären, wie Anja die Lage einschätzt, und sie befähigen, eine sinnvolle Entscheidung zu treffen.

8.11 Entmündigung durch Bevormundung

Anne würde Anja entmündigen, wenn sie jetzt versuchen würde, sie «zu bevormunden» und ihr die Entscheidung abzunehmen, auch wenn es für die beiden Frauen in dieser Situation sicher eine Erleichterung wäre, wenn Anne Anja einfach sagen würde, was sie tun soll: «Wenn Sie sich so fühlen, Anja, dann ist es sicher für Sie am besten, wenn Sie nach Hause gehen und sich etwas ausruhen. Ich glaube, dass Sie sehr viel für ihn getan haben, aber in diesem Stadium nimmt er wahrscheinlich gar nicht mehr wahr, ob Sie da sind oder nicht. Ich rufe Sie an, wenn etwas passiert.» (Oder im gegenteiligen Fall: «Es ist bald überstanden, Anja. Vielleicht sollten Sie noch einige Zeit bei ihm bleiben, ich glaube nicht, dass es noch lange dauern wird.»)

8.12 Allein lassen durch Distanzierung

Anja fühlt sich wahrscheinlich ohnehin sehr einsam und verlassen, da sie wichtige Entscheidungen allein, ohne die Unterstützung ihres Partners, treffen muss. Wenn

Anne Anjas offenkundige Verzweiflung unangenehm ist, verschanzt sie sich möglicherweise hinter professioneller Distanz, die es ihr zwar ermöglicht, ihre Haltung zu bewahren, aber Anjas Gefühl der Hilflosigkeit noch verstärkt: «Es tut mir leid, Anja, ich glaube nicht, dass mir eine Entscheidung darüber zusteht. Niemand kann Ihnen sagen, was richtig ist.»

8.13 Beistand durch Anwesenheit

Es gibt Situationen, in denen Mitgefühl besser über körperliche Anwesenheit als über Gespräche oder Dienstleistungen ausgedrückt werden kann. Anne könnte sich also zuerst neben Anja setzen, warten, bis sie ausgeweint hat, und währenddessen versuchen, durch Berührung mit der Hand körperlichen Kontakt zu ihr herzustellen. Da Berührung eine heikle und sehr intime Form ist, mit einem anderen Menschen in Beziehung zu treten, sollte man sie sehr sparsam einsetzen und stets bedenken, dass sie falsch ausgelegt werden könnte. Die Auffassung, dass beraterische Fähigkeiten etwas mit verbalen Techniken zu tun haben, ist also falsch. Worte sind nur eine von vielen Möglichkeiten, anderen Menschen etwas von uns zu geben.

8.14 Wie schätzt Anja die Situation ein?

Anne (wartet darauf, dass die Tränen versiegen): «Sie haben jetzt schon sehr lange bei ihm ausgeharrt. Die Situation ist wohl ziemlich hart für Sie, so hart, dass Sie nicht wissen, ob Sie es noch länger mit ihm in dem Zimmer aushalten. Haben Sie das Gefühl, dass sich sein Zustand verändert?»

Anja: «Da ist jetzt dieses Geräusch, dieses schreckliche Geräusch – es hört sich an, als würde er ersticken, ich kann es nicht ertragen.»

Anne: «Ja, die Atmung hat sich verändert. Ich habe es gemerkt, als ich an seinem Zimmer vorbeiging. Das bedeutet aber nicht, dass er sich quält oder erstickt. So etwas kommt oft vor bei Leuten, die so schwach sind wie Ihr Mann.» («Etwas für andere tun» durch gezielte, aber behutsame sachliche Information über das Atemgeräusch, das den Tod ankündigt [Nuland, 1993].)

8.15 Die verschiedenen Möglichkeiten mit Anja durchsprechen

Anja steht vor der schweren Entscheidung, ob sie bleiben oder gehen soll. Anne kann Anja zwar nicht die Entscheidung abnehmen, aber sie kann ihr vermitteln, dass beide Entscheidungen richtig sein können. Mit Hilfe ihrer beraterischen Fähigkeiten kann Anne zum einen feststellen, was Anja bei dieser Entscheidung am meisten ängstigt, und sie kann überprüfen, ob es noch weitere Möglichkeiten gibt, an die Anja noch nicht gedacht hat: «Wir tun, was wir können, um Ihnen zu helfen. Sie sagten, Sie wüssten nicht, ob Sie es mit ihm in dem Zimmer aushalten können. Was meinen Sie damit?» Wenn Anja antwortet, dass sie Angst davor hat, mit ihm allein zu sein, wenn er stirbt, kann Anne ihr entweder anbieten, dass jemand vom Personal bei ihr bleibt, oder sie kann versuchen herauszufinden, ob Anja Angst davor hat, was im Augenblick des Todes geschehen könnte.

Wenn Anja sicher weiß, dass sie nicht dabei sein will, wenn ihr Mann stirbt, hat Anne die Aufgabe, ihr die «Erlaubnis» zu dieser Entscheidung zu erteilen: «Manche Menschen wollen nicht sehen, wenn ein geliebter Mensch stirbt, das ist ganz normal. Sie haben viel Zeit mit ihm verbracht, als er wach war, und ich bin sicher, das hat ihm geholfen. Er macht jetzt einen friedlichen Eindruck. Wenn Sie wollen, können Sie das Bett im Tagesraum gleich nebenan benutzen, dann müssen Sie sich nicht in seinem Zimmer aufhalten. Ich gebe Ihnen Bescheid, wenn sich sein Zustand verändert. Wenn Sie aber heute Abend lieber nach Hause gehen möchten, um sich auszuruhen, kann ich Sie gerne später noch einmal anrufen und Ihnen sagen, wie es ihm geht.»

8.16 Merksätze

- In der Palliative Care sind beraterische Fähigkeiten selbst in der Endphase des Lebens relevant, vorausgesetzt man versteht darunter den gezielten Einsatz einer Beziehung und nicht die Anwendung spezieller Techniken.
- Sterbende PatientInnen dürfen nicht auf unzulässige Art und Weise beruhigt werden, weil sie sonst keine Möglichkeit haben, ihren Wahrnehmungen eine Bedeutung zuzuordnen oder sich auf ihren Tod vorzubereiten.
- Manchmal entwickelt sich eine enge Beziehung zwischen PatientInnen. Stirbt dann ein Patient, wird sehr genau darauf geachtet, wie die Gesundheitsfachleute angesichts der Todesnähe und Verwundbarkeit ihrer PatientInnen mit dem Tod dieses Patienten umgehen.
- Eine Interaktion, die einem Patienten hilft, muss nicht unbedingt sehr lang sein. Ein kurzer Austausch, der von Sensibilität und Einfühlungsvermögen geprägt ist (und mehr wollen die PatientInnen oft gar nicht), hat mehr Bedeutung als der halbherzige Versuch, ein tiefschürfendes Gespräch zu führen.
- Erfahrene Gesundheitsfachleute, die in der Palliative Care arbeiten, entwickeln im Laufe der Zeit manchmal eine etwas selbstgefällige Haltung gegenüber dem Tod, der für jeden Menschen und für jede Familie eine Erfahrung ganz besonderer Art ist.
- Wenn PatientInnen im Sterben liegen, können die Gesundheitsfachleute beraterische Fähigkeiten einsetzen, um den Betreuungspersonen zu helfen, die einzelnen Möglichkeiten abzuwägen, wenn sie sich entscheiden müssen, ob sie bei dem Patienten bleiben wollen oder nicht. Die Gesundheitsfachleute sollten sich bei dieser Frage neutral, aber unterstützend verhalten.

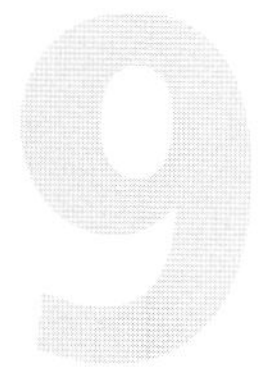

Trauerbegleitung

9.1 Einleitung

Das Ziel der Palliative Care ist die ganzheitliche Unterstützung der PatientInnen und ihrer Bezugspersonen. Wenn ein Patient stirbt, müssen wir uns weiter um die Lebenden kümmern. Aber nicht nur die trauernden Angehörigen und FreundInnen benötigen Unterstützung, sondern auch die anderen PatientInnen, und nicht zuletzt müssen auch die Gesundheitsfachleute nach dem Tod der PatientInnen, die sie gepflegt haben, auf ihr seelisches Gleichgewicht achten.

In diesem Kapitel geht es weder um die Beratung von Trauernden noch werden derzeit gängige Behandlungsmöglichkeiten vorgestellt, die manchmal unumgänglich sind, um trauernde Menschen zu befähigen, ihr Leben weiterzuführen. Das Buch *Counselling in Terminal Care and Bereavement* von Colin Murray Parkes et al. (1996) bietet eine leicht verständliche Einführung in dieses komplexe Thema, während das *Handbook of Bereavement: Theory, Research and Intervention* von Margaret Stroebe et al. (1992) sowie das Buch *On Bereavement* von Tony Walter (2000) einen Überblick über die Forschungsansätze und Forschungsliteratur in diesem Bereich geben.

Wir wollen in diesem Kapitel anhand von drei Fallbeispielen aufzeigen, wie es mit Hilfe beraterischer Fähigkeiten gelingt, in verschiedenen Situationen sensibel auf Trauer zu reagieren. Dieses Ziel mag recht bescheiden wirken, doch der effektive Umgang mit solchen Situationen ist oft eine sinnvolle Vorbereitung auf weiterführende Therapien.

Fallbeispiel 25

Die Mitglieder einer hospizinternen Tagesklinikgruppe trafen sich regelmäßig mit PatientInnen, die noch zu Hause lebten, um auch ihnen die Möglichkeit zu bieten, an ihren Aktivitäten teilzunehmen. Bei diesen Aktivitäten, zu denen Gruppendiskussionen und die Beschäftigung mit Aromatherapie, Entspannung und kunstgewerblichen Arbeiten gehörten, wurde die Gruppe von einer Pflegeperson, einer Beschäftigungstherapeutin und freiwilligen HelferInnen unterstützt.
Albert war die Seele dieser Gruppe, die sich an jedem Mittwoch im Hospiz traf. Er litt an ALS und war auf einen Rollstuhl angewiesen. Seit mehr als einem Jahr hatte er kaum noch Kraft in seinen Händen und in seinem Hals und konnte diese Körperteile daher kaum noch bewegen, weshalb er bei der körperlichen Pflege in hohem Maße von anderen abhängig war. Doch er war immer gut gelaunt, machte Witze und baute andere Gruppenmitglieder auf, wenn sie einen Tiefpunkt erreicht hatten. Irgendwie ging es allen besser, wenn Albert da war.
Am letzten Mittwoch im November wollte die Gruppe Pläne für das Weihnachtsfest machen und über die Dekoration und Gestaltung der Feier sprechen. Da Albert an diesem Tag noch nicht erschienen war, einigte man sich darauf, erst nach dem Essen darüber zu sprechen, in der Hoff-

nung, dass er dann da sein würde. Frances, die Pflegeperson, die die Tagesklinik leitete, telefonierte herum, um herauszufinden, wo Albert sich aufhielt, da sie wusste, dass einer der freiwilligen HelferInnen ihn morgens von zu Hause abholen wollte. Schließlich erfuhr sie von der Koordinatorin der freiwilligen HelferInnen, dass Albert auf dem Weg zum Hospiz im Auto einen Herzanfall erlitten hatte und sofort ins örtliche Krankenhaus gebracht worden war. Als er dort ankam, war er tot.

Frances kehrte zu den elf PatientInnen der Gruppe zurück, die sich vor dem Essen noch unterhielten und lachten. Als sie den Raum betrat und die PatientInnen ihr Gesicht sahen, erstarb ihr Lachen. Einer fragte: «Ist etwas mit Albert? Wo ist er? Was ist passiert?» Eine Patientin warf ihr Strickzeug hin und rief ärgerlich: «Was ist denn nun eigentlich los?»

9.2 Trauer ist nicht nur der Familie vorbehalten

Ganzheitliche Gesundheitsfürsorge ist nicht nur auf die Betreuung einzelner PatientInnen ausgerichtet, sondern sie betreut auch deren Bezugspersonen, die ebenfalls von der Krankheit, der Behandlung und dem Tod eines Patienten betroffen sind. Die meisten Hospize machen es sich zur Aufgabe, den Familien und Betreuungspersonen die gleiche Unterstützung zu gewähren wie den PatientInnen, und viele Dienste, die Trauerbegleitung für Angehörige anbieten, orientieren sich an diesem Prinzip. Doch es ist ebenso wichtig, Bezugspersonen einzubeziehen, die nicht zur Familie gehören, denn oft entwickeln sich sehr enge Beziehungen zwischen PatientInnen mit der gleichen Krankheit, die sich in öffentlichen Einrichtungen des Gesundheitswesens und/oder in «informellen» Organisationen, wie z. B. lokalen Selbsthilfegruppen und Organisationen von Betroffenen, begegnen.

9.3 Der Tod eines Patienten hat für jeden Patienten eine andere Bedeutung

Es gibt verschiedene Gründe, weshalb der Tod eines Patienten für die anderen PatientInnen bedeutsam sein kann:

- Der verstorbene Patient war eine wichtige Bezugs- oder Kontaktperson
- sein Tod erinnert die anderen an ihre Vergänglichkeit und Prognose und/oder
- die Art seines Todes und die Reaktion der Gesundheitsfachleute sind ein Indikator für das Maß an Beistand und Würdigung, mit dem in anderen Todesfällen zu rechnen ist.

All diese Gründe sind wichtig für die Überlegung, wie die Gruppe nach Alberts Tod unterstützt werden kann. Seine besondere Rolle in der Gruppe spricht dafür, dass die anderen seinen Tod als Verlust einer starken Persönlichkeit empfinden, die für sie Hoffnung und Vitalität verkörperte. Darüber hinaus wird die Situation noch besonders heikel durch die Tatsache, dass sein Tod sich kurz vor einer gefühlsgeladenen Zeit des Jahres ereignete und für die anderen so unvorbereitet kam, dass sie keine Gelegenheit hatten, Abschied zu nehmen.

Angesichts dieser Situation könnte Frances sich verleiten lassen, so weiterzumachen, als wäre nichts geschehen, der Gruppe sachlich die Fakten mitteilen und sie bitten, sich nach dem Essen weiter mit den Planungen für das Weihnachtsfest zu beschäftigen. Diese aufgabenorientierte Reaktion soll signalisieren, dass «das Leben weitergeht», bietet der Gruppe aber keine Möglichkeit, das Geschehene zu verarbeiten und dem Verlust eine Bedeutung zuzuordnen. Es könnte auch ungewollt der Eindruck vermittelt werden, dass das Personal dem Leben einzelner PatientInnen desinteressiert oder gleichgültig gegenübersteht, und schließlich wird darauf verzichtet, Alberts Tod für die anderen PatientInnen therapeutisch zu nutzen. Doch wie die Realität zeigt, «geht das Leben *nicht* einfach weiter».

9.4 Die Reaktionen von Frances und den anderen Personalmitgliedern

Natürlich haben auch die anderen Mitglieder des Personals in der Tagesklinik Albert gut gekannt. Auch sie sind von seinem Tod betroffen und spielen eine wichtige Rolle bei der Unterstützung der Gruppe. Man könnte einwenden, dass es besser gewesen wäre, wenn Frances die Nachricht zuerst ihren KollegInnen mitgeteilt und die weiteren Schritte mit ihnen abgestimmt hätte, anstatt mit einer düsteren Miene den Raum zu betreten. Diese entsprach zwar ihrer momentanen Gefühlslage, hätte sich aber nicht unbedingt positiv auf ihr Team ausgewirkt. Andererseits hätte dieses Vorgehen Frances die Möglichkeit verschafft, sich ihre eigenen Reaktionen bewusst zu machen und zu verarbeiten. Wenn sie erst danach die PatientInnen informiert hätte, wäre sie bereit gewesen, auf deren Bedürfnisse einzugehen, ohne sich mit ihren eigenen Reaktionen beschäftigen zu müssen.

9.5 Die ersten Reaktionen beachten

Es wäre ratsam, wenn Frances zuerst auf die Verzweiflung und Vorahnungen eingehen würde, die in den Äußerungen der Gruppenmitglieder mitschwingen. Sie könnte erwidern: «Ja, ich muss euch etwas Trauriges über Albert mitteilen. Setzen wir uns ein paar Minuten zusammen, damit ich euch sagen kann, was ich weiß.» Anschließend kann sie die Gruppenmitglieder bitten, der Reihe nach ihre Gefühle zu beschreiben, wobei sie unbedingt darauf achten muss, die Äußerungen nicht zu werten. Zum Beispiel wäre es völlig unangebracht, Gefühle wie Verzweiflung oder Hoffnungslosigkeit zu kommentieren oder zu kritisieren. Statt dessen könnte Frances über ihre eigenen Gefühle sprechen. Damit bringt sie zum einen ihre Achtung und Wertschätzung für Albert zum Ausdruck, und zum anderen macht sie deutlich, dass die Gesundheitsfachleute die PatientInnen als Menschen und nicht als Fälle betrachten.

9.6 Würdigung des Todes versus Fortsetzung der Aktivitäten

Frances könnte versuchen, das Tagesprogramm zu ändern und die Planungen für das Weihnachtsfest abzusagen. Da die Stärkung der PatientInnen immer Priorität hat, sollte Frances ihnen diese Änderung jedoch vorschlagen und sie nicht einfach anordnen, nur weil sie die Fortsetzung der Aktivitäten für unpassend hält. Genauso falsch wäre es, fremde Vorstellungen zu übernehmen und an Schuldgefühle zu appellieren: «Albert würde nicht wollen, dass wir uns in der Weihnachtszeit so hängen lassen, also lasst uns um seinetwillen die Planungen fortsetzen.»

Frances könnte sagen: «Wir stehen wohl alle ziemlich unter Schock und brauchen erst einmal Zeit, um das alles zu verarbeiten. Wir wollten uns zwar nach dem Essen mit den Planungen für das Weihnachtsfest beschäftigen, aber ich weiß nicht, ob ihr das immer noch wollt oder ob wir es lieber auf einen anderen Tag verschieben sollen. Wir werden nach dem Essen sehen, wie ihr darüber denkt.» Anstatt den PatientInnen die Entscheidung abzunehmen, spricht Frances ein Problem an, dem sich alle Lebenden nach einem Todesfall stellen müssen – ihr Leben weiterzuführen, ohne zu ignorieren, was geschehen ist.

Der Umgang mit einem Verlust ist ein langwieriger Prozess, sowohl für das Personal als auch für die PatientInnen. Reaktionen wie die oben beschriebenen, die die PatientInnen animieren, ihre unmittelbaren Gefühle auszudrücken, sind durchaus wertvoll, doch müssen Frances und ihr Team unbedingt vermeiden, ihre Trauerbegleitung in eine einzige Sitzung zu «pferchen», denn die PatientInnen sind unterschiedlich stark betroffen und haben, was die Intensität und den Zeitpunkt anbelangt, sicher auch unterschiedliche Bedürfnisse, über Albert zu sprechen.

9.7 Ist ein Todesfall etwas Besonderes oder etwas Normales?

Frances könnte auch versuchen, der Gruppe vorzuschlagen, sich gemeinsam etwas auszudenken, um Alberts Tod zu würdigen oder um Abschied von ihm zu nehmen, beispielsweise mit einem Trinkspruch nach dem Essen (Imber-Black et al., 1988). Dieser Vorschlag sollte jedoch nur dann gemacht werden, wenn so etwas in der Gruppe üblich ist. Darüber hinaus stellt sich die Frage, ob das Personal oder die PatientInnen solche Rituale auch für andere verstorbene PatientInnen vorschlagen. Wenn nämlich Alberts Tod als etwas Besonderes behandelt wird, weil er so beliebt war und so einen «positiven» Einfluss auf die Gruppe hatte, könnten PatientInnen, die nicht so gelassen mit ihrer Krankheit umgehen, sich indirekt abgewertet fühlen.

Daraus folgt, dass die Gesundheitsfachleute gut beraten sind, Alberts Tod nicht als etwas Besonderes zu behandeln, weil Albert eine außergewöhnliche Persönlichkeit war, sondern jeden Todesfall als ein bedeutsames Ereignis zu betrachten, und diese Haltung auch in den Gepflogenheiten oder Ritualen der Organisation zum Ausdruck zu bringen. Die Tagesklinik kann ein «Gästebuch» für alle PatientInnen auslegen, die mit der Gruppe Kontakt hatten, um allen die Möglichkeit zu geben, für jeden verstorbenen Patienten ein paar Abschiedsworte in das Buch zu schreiben. Es ist nicht unser Anliegen, bestimmte Formen von Erinnerungsritualen zu empfehlen, ganz gleich ob es um Karos in einer Steppdecke, Blätter in einem Buch oder um Pflanzen in einem Erinnerungsgarten geht. Wir wollen vielmehr darauf hinweisen, dass die Gesundheitsfachleute alle Todesfälle, unabhängig davon, ob sie den Patienten/die Patientin persönlich mochten oder nicht, gleich behandeln müssen, damit die anderen PatientInnen seinen/ihren Tod nach ihren eigenen Vorstellungen würdigen können, wenn sie dies wollen.

Fallbeispiel 26

Carol und Tim, ein junges Paar, waren seit kurzem verheiratet. Tims Mutter, Frau Tacher, war am Wochenende im Hospiz gestorben. Tim und seine Frau kamen am Montag noch einmal vorbei, um den Totenschein und Frau Tachers Sachen abzuholen. Carol war bei dem Treffen mit dem

Verwaltungsbeamten und Andrea, der Pflegeperson, sehr höflich und dankbar für die Pflege, die ihre Schwiegermutter erhalten hatte.
Tim dagegen machte ein finsteres Gesicht und sagte kaum etwas. Er war die ganze Zeit nervös, und es war ihm anzusehen, dass er erregt und ärgerlich war. Als seine Frau versuchte, ihn in das Gespräch einzubeziehen, sagte er verbittert, er sähe nicht ein, wofür er dankbar sein sollte, und fügte hinzu: «Meine Mutter wurde eingeschläfert ‹wie ein Hund›. Sie starb, nachdem der Arzt ihr diese Spritze gegeben hatte – damit sie sich besser fühlt, wie er sagte – er sagte nicht, dass es sie umbringen würde! Ich werde Anzeige erstatten, ich werde wegen dieser Sache zum Rechtsanwalt gehen, und ich will sämtliche Unterlagen sehen.»

9.8 Wut als normale Reaktion auf einen Verlust

Viele Menschen reagieren mit Wut auf einen Verlust, und diese Wut hat verschiedene Ursachen. Manchmal lässt sie sich zumindest teilweise auf echte Fehler zurückführen, die Gesundheitsfachleute bei der Pflege des Patienten gemacht haben. Manchmal verbergen sich hinter der Wut aber auch Schuldgefühle wegen der Art und Weise, wie der/die Tote von der Person, die mit Wut reagiert, gepflegt wurde.

9.9 Guten Menschen kann Schlechtes widerfahren

Wut kann auch einfach eine ganz natürliche, normale Reaktion auf einen tragischen Verlust sein, der als «unfair» empfunden wird. Die härteste Lektion, die Menschen im Zusammenhang mit der Palliative Care und der terminalen Pflege lernen müssen, ist die, dass guten Menschen Schlechtes widerfahren kann und dass uns nahestehende Menschen von uns gehen oder uns «verlassen», ganz gleich, ob wir darauf «vorbereitet» sind oder nicht.

9.10 Paare sollten nicht gegeneinander ausgespielt werden

Gesundheitsfachleute, die mit Paaren arbeiten, müssen stets darauf achten, dass sie keinen Keil zwischen die Partner treiben. Im vorliegenden Fall könnte Andrea versuchen, sich (und ihre Organisation) zu verteidigen und sich zu diesem Zweck Carols «verständnisvollere» Haltung zu Nutze machen: «Carol, Sie sind da anderer Ansicht, oder? Tim, ich denke, es ist ganz natürlich, dass Sie stärker betroffen sind, denn es war ja Ihre Mutter» oder: «Ihre Frau scheint da aber ganz anderer Meinung zu sein.» Diese Reaktionen würden Tim diskreditieren und könnten dazu führen, dass eine sehr wichtige Beziehung in einer besonders kritischen Zeit gestört wird. Auf Wut so zu reagieren, wäre ebenso unklug wie die Schuld auf andere Teammitglieder abzuwälzen («Oh, tut mir leid, aber Ärzte können bestimmte Dinge oft nicht sehr gut erklären.»).

9.11 Es hat keinen Zweck, mit trauernden Angehörigen zu diskutieren

Für manche Menschen ist Wut eine verständliche und natürliche Reaktion auf einen Verlust. Die Emotion selbst sollte akzeptiert und ernst genommen, aber nicht diskutiert werden. Eine polemische Reaktion wie «Die Spritze hat sie nicht getötet, es war ja bloß ein Schmerzmittel, um sie ruhig zu stellen» würde Tims Wut vermutlich neu entfachen, weil er sich missverstanden fühlt oder, schlimmer noch, glaubt, der Lüge oder Dummheit bezichtigt zu werden. Natürlich könnte Tim in gewisser Weise auch

Recht haben, nämlich dann, wenn das Schmerzmittel primär zur Schmerzlinderung verabreicht wurde, seine Nebenwirkungen aber zu einer Lebensverkürzung geführt hätten. Wahrscheinlich ist dieses Szenario die Folge mangelhafter Kommunikation, die es versäumt hat, Tim umfassend über die Behandlung seiner Mutter zu informieren.

9.12 Bürokratie darf nicht als Selbstschutz missbraucht werden

Tim hat Einsicht in die Krankenakte seiner Mutter verlangt. Unabhängig davon, ob die Gesundheitsfachleute an einen Behandlungsfehler glauben oder nicht, müssen sie diesem Wunsch bedingungslos und bereitwillig nachkommen – sie müssen gewissermaßen «etwas für andere tun», und zwar auf eine Art und Weise, die Tims Gefühle und Verdächtigungen nicht wertet. Folgende Antwort deutet darauf hin, dass Bürokratie als Selbstschutz missbraucht wird: «Sie können ihre Krankenakte nicht sehen – ich muss erst den Arzt fragen.» Diese Reaktion zeigt, dass die Gefühle des Arztes für die Pflegeperson einen höheren Stellenwert haben als die von Tim. Eine Antwort wie diese wäre klüger und verbindlicher: «Es tut mir leid. Ich weiß, die Situation ist schlimm, und ich fürchte, sie wird durch Reden auch nicht besser. Aber wenn es Ihnen hilft, können wir gerne zusammen die Krankenakte durchgehen. Sollen wir gleich damit anfangen?» Eine starke Emotion wie Wut führt manchmal dazu, dass andere Gedanken und Gefühle nicht so direkt geäußert werden. Hier kann eine offene Frage Klarheit verschaffen: «Gibt es noch andere Probleme, die wir besprechen sollten?»

9.13 Nachwirkungen

Vielleicht fühlt Tim sich später schuldig oder es ist ihm peinlich, wenn er an seinen Wutausbruch denkt. Dieser hätte sich weitgehend vermeiden lassen, wenn die Gesundheitsfachleute Tims Bedenken von Anfang an ernst genommen und sie als berechtigt akzeptiert hätten, anstatt ihn deswegen zu kritisieren. Es kann aber auch sein, dass Tim später noch genauso wütend und verzweifelt wegen der Behandlung ist. Deshalb ist es wichtig, dass die Gesundheitsfachleute in der Palliative Care ihre Arbeitszufriedenheit nicht davon abhängig machen, ob die PatientInnen und ihre Angehörigen ihnen Dankbarkeit und Anerkennung entgegenbringen, denn die meisten Menschen sind nicht gerade dankbar, dass wir in irgendeiner Art und Weise mit dem Tod eines ihnen nahestehenden Menschen zu tun hatten.

Fallbeispiel 27

Amanda war die Teamleiterin des Pflegepersonals im Hospiz. Es überraschte sie nicht, dass viele Pflegende an Frau Ostermanns Beerdigung teilnehmen wollten – denn schließlich war sie als Patientin sehr beliebt, hatte eine lange Zeit im Hospiz verbracht und starb auf eine schreckliche Art und Weise. Amanda sah, dass vielen Teammitgliedern der Tod dieser Patientin sehr nahe ging und dass sie dies auf besondere Art und Weise zum Ausdruck bringen wollten.
Amanda machte sich Gedanken, weil Carola um Urlaub gebeten hatte, um an Herrn Arbogasts Beerdigung teilnehmen zu können. Carola hatte in den letzten zwei Monaten bereits an fünf Beerdigungen von PatientInnen aus dem Hospiz teilgenommen.

Amanda fragte Carola, ob es möglich sei, dass sie ihre Arbeit zu nah an sich heranlasse, und erklärte ihr, sie mache sich Sorgen um ihre Gesundheit und hätte bemerkt, wie häufig sie an Beerdigungen teilnehme. Carola fuhr sie an: «Immer noch besser als so ein kalter Fisch zu sein wie Sie, oder? Mir sind Patienten wie Herr Arbogast und Ivan, die im Hospiz unfair behandelt wurden, jedenfalls nicht gleichgültig.»

Da die Gesundheitsfachleute in der Palliative Care tagtäglich mit Todesfällen konfrontiert werden, müssen sie für sich eine Möglichkeit finden, ihre emotionalen Reaktionen auf diese häufigen Verluste zu verarbeiten, damit sie sich weiter um die anderen PatientInnen kümmern und ihre eigene Integrität schützen können.

Unter Gesundheitsfachleuten sind zwei extreme Standpunkte verbreitet. Die einen vertreten vor sich und anderen die Auffassung, der Tod von PatientInnen berühre sie nicht weiter, sondern gehöre einfach «mit zum Job». Vielleicht hat ein solcher Verlust auf intellektueller Ebene für sie eine Bedeutung, aber sie reagieren kaum emotional darauf. Diese Distanz macht es ihnen schwer, eine enge Beziehung zu den PatientInnen und Betreuungspersonen aufzubauen, und die Arbeitszufriedenheit kann auch darunter leiden, denn schließlich geht es in der Palliative Care ja gerade darum, Tod und Verlust als wichtige Aspekte menschlicher Erfahrung anzuerkennen und nicht als das Ergebnis einer misslungenen Behandlung zu betrachten.

Die anderen Gesundheitsfachleute berührt der Tod eines jeden Patienten dagegen so, als hätten sie einen engen Freund oder ein Familienmitglied verloren. Bei ihnen besteht die Gefahr der emotionalen Überbelastung, was dazu führen kann, dass sie die Pflege der anderen PatientInnen vernachlässigen. Darüber hinaus stellt sich die Frage, ob diese Gesundheitsfachleute überhaupt ein Anrecht auf eine emotionale Bindung an ihre PatientInnen haben – denn es könnte ja sein, dass die Angehörigen dieser PatientInnen sich in dem einen oder anderen Fall in ihrer Trauer herabgewürdigt fühlen.

Besser ist es, wenn Gesundheitsfachleute eine Balance zwischen diesen beiden extremen Positionen finden und einen gesunden Realismus entwickeln, der sie zu der Einsicht befähigt, dass der Tod einiger PatientInnen sie stärker berührt als der Tod anderer. Probleme entstehen in einem Team aus Gesundheitsfachleuten mit unterschiedlicher Auffassung immer dann, wenn Einzelne versuchen, den anderen Teammitgliedern ihre «Bewältigungsstrategie» aufzuzwingen, und «ganz selbstverständlich voraussetzen», dass die KollegInnen bestimmten PatientInnen die gleichen Gefühle entgegenbringen wie sie.

Was das beschriebene Fallbeispiel angeht, wäre es sicher unklug, wenn Amanda sich zu sehr rechtfertigen würde: «Dass ich nicht hinter jedem Sarg herlaufe, heißt noch lange nicht, dass mir die PatientInnen egal sind. Ich verberge meine Gefühle eben besser.» Mit dieser Antwort hilft Amanda Carola nicht, und sie geht auch nicht auf das eigentliche Problem ein, sondern sie kritisiert indirekt, dass Carola ihre Gefühle am Arbeitsplatz so offen zeigt.

Diese Reaktion ist ebenso unklug wie unehrlich: «Sie wissen doch, Carola, dass wir bei der Pflege der PatientInnen keine Unterschiede machen. Keiner ist besser oder schlechter, alle werden gleich behandelt.» Diese Reaktion verkennt zum einen, dass PatientInnen und Gesundheitsfachleute Individuen sind und durchaus nicht die gleichen Gefühle füreinander empfinden, und zum anderen verhindert sie, dass Gesundheitsfachleute über diese unterschiedlichen Gefühle sprechen und herauszufinden versuchen, wodurch sie entstehen. Amanda rächt sich für Carolas Gefühle und bewertet sie, anstatt sie zu akzeptieren und Gesprächsbereitschaft zu signalisieren.

Folgende Reaktion ist besser: «Vielleicht haben Sie recht, was Herrn Arbogast und Ivan angeht. Die beiden haben es allen sehr schwer gemacht. Ich glaube, wir beide sollten zuerst allein darüber sprechen und dann entscheiden, ob wir die anderen KollegInnen nach ihrer Meinung fragen, um zu sehen, was wir für die Zukunft daraus lernen können.» So zeigt Amanda, dass sie Carolas Äußerung ernst nimmt und bereit ist einzuräumen, dass Carola recht haben könnte und dass die Pflege zukünftiger PatientInnen tatsächlich besser werden müsste. Darüber hinaus signalisiert Amanda ihre Bereitschaft, über eigene Schwächen zu sprechen, ohne sich eine Blöße zu geben.

9.14 Manchmal ist eine knappe Reaktion die beste Lösung

Die beschriebene Reaktion könnte jedoch als zu «moralisierend» oder weitschweifig empfunden werden. Besser als der Versuch, die Oberhand zu behalten, ist eine nicht abwehrende, offene Frage, die Gesprächsbereitschaft erkennen lässt: «Was meinen Sie mit ‹unfair behandelt›? Was haben Sie beobachtet?»

9.15 Merksätze

- Trauerbegleitung gehört zum ganzheitlichen Konzept der Palliative Care. Die Gesundheitsfachleute müssen ihre eigenen Probleme, die durch Trauer und Verlust entstehen, ebenso ernst nehmen wie die Bedürfnisse von Angehörigen, engen FreundInnen und anderen PatientInnen.
- Die Reaktion auf den Tod eines Menschen ist individuell verschieden und hängt ab von dem Verhältnis zu dem Verstorbenen, von dem persönlichen Stil und der persönlichen Geschichte, von bestimmten Erwartungen und von dem kulturellen/religiösen Hintergrund.
- Für viele Menschen ist Wut eine natürliche Reaktion auf einen Verlust. Rechtfertigungen oder Argumente führen in solchen Fällen nicht weiter. Gesundheitsfachleute sollten statt dessen einfühlsam auf diese Menschen eingehen und versuchen, ihre Emotionen ernst zu nehmen und zu akzeptieren.
- Gesundheitsfachleute sollten von Angehörigen weder Dankbarkeit erwarten noch sich von deren Anerkennung abhängig machen, da sie von den Angehörigen mit dem Tod ihnen nahestehender Menschen in Verbindung gebracht werden.
- Gesundheitsfachleute in der Palliative Care, die der Tod von PatientInnen kaum berührt, haben es schwer, eine enge Beziehung zu PatientInnen und Betreuungspersonen aufzubauen. Diejenigen, die immer wieder eine enge Beziehung zu ihren PatientInnen entwickeln, laufen Gefahr, die Pflege der anderen PatientInnen zu vernachlässigen.

Pflegen: ein Privileg und sein Preis

10.1 Einleitung

Die Schattenseiten der Pflege und die Anfälligkeit professioneller Pflegekräfte für das «Burn-out-Syndrom» sind Themen, über die viel diskutiert wird. Hinter diesem Krankheitsbild verbirgt sich ein Prozess, der Menschen in Berufen, die sie psychisch und physisch stark in Anspruch nehmen, dem Risiko aussetzt, gefühlsmäßig zu verarmen und die Fähigkeit zu verlieren, ihre Arbeit zu tun und Befriedigung daraus zu ziehen. Dieser Prozess ist durch folgende Stadien gekennzeichnet: (a) Emotionale Erschöpfung führt zu (b) Depersonalisation und Distanzierung, die eine schlechtere Arbeitsleistung zur Folge hat, was wiederum (c) Schuldgefühle auslöst, die dem Selbstbild schaden und die Demoralisierung weiter verstärken (Maslach, 1981; Menzies Lyth, 1988; Lederberg, 1990).

Wie die meisten Modelle, die Stadien komplexer psychologischer Prozesse beschreiben, ist auch dieses Modell sicher zu einfach. Man kann davon ausgehen, dass wir alle Phasen haben, in denen unsere emotionale Belastbarkeit nicht besonders groß ist oder in denen wir genau wissen, dass wir nicht immer «unser Bestes geben». Dass wir uns mal in dieser und mal in jener Phase befinden, ist natürlich und keineswegs pathologisch. Dennoch sollten wir die Extrembereiche unserer psychischen Befindlichkeit im Auge behalten und sorgfältig beobachten, ob die negativen Prozesse ausgeglichen werden durch positive Erfahrungen, die es uns ermöglichen, Befriedigung aus der Arbeit zu ziehen, unsere «Batterien» wieder aufzuladen und wahrzunehmen, dass es Menschen gibt, mit denen wir uns gut verstehen.

Dieses Kapitel setzt sich mit allgemeinen Aspekten der Palliative Care auseinander. Einige dieser Aspekte können Gesundheitsfachleute demoralisieren, andere können sie bereichern und dazu beitragen, dass sie gute Arbeit leisten und ihren therapeutischen Optimismus bewahren. Wir glauben, dass es gerade im Zusammenhang mit diesen Aspekten auf beraterische Fähigkeiten ankommt, und wenn wir wirklich davon überzeugt sind, dass die bewusste Wahrnehmung der eigenen Person und der Fähigkeit, einfühlsam mit anderen in Beziehung zu treten, von ausschlaggebender Bedeutung für den Prozess des Pflegens ist, dann müssen wir uns konsequenterweise auch mit den Ressourcen und Hindernissen beschäftigen, die uns diesem Ziel näher bringen bzw. uns davon entfernen.

Wir möchten außerdem zeigen, dass eine therapeutische Beziehung zu anderen Menschen zwiespältig ist und Gesundheitsfachleute sowohl belasten als auch bereichern kann. Je besser sie auf Gefahren vorbereitet sind und je ehrlicher oder authentischer sie mit ihren Erfahrungen umgehen, desto besser können sie sich selbst schützen, ohne zu den PatientInnen psychologisch auf Distanz zu gehen. Falls sie feststellen sollten, dass sie PatientInnen «enttäuscht» haben, wird eine Einschätzung der subtilen dynamischen Prozesse, die zwischen ihnen und den PatientInnen ablaufen, ihnen helfen, nachsichtiger und weniger hart gegen sich selbst zu sein, und sie so befähigen, weiter ihrer pflegerischen Arbeit nachzugehen.

Fallbeispiel 28

Albert, eine Macmillan-Pflegeperson, hatte Frau Merk bereits einige Male zu Hause besucht, um sie beim Umgang mit ihren Problemen – Müdigkeit und Übelkeit – zu beraten und zu unterstützen. Frau Merk nahm seine Hilfe dankbar an, zum einen, weil ihre Symptome gebessert wurden, und zum anderen, weil sie einsam war und irgendetwas an Albert sie an ihren vor langer Zeit verstorbenen Sohn Peter erinnerte.
Die Anzahl der PatientInnen, die Alberts fachkundige Hilfe benötigten, war sehr groß. Er war sicher, dass die Gemeindeschwester und der Arzt Frau Merk in den Wochen, die sie vielleicht noch zu leben hatte, gut versorgen würden. Albert hielt die Entscheidung, Frau Merk aus seiner Obhut zu entlassen, für richtig, wusste aber, dass dies sehr hart für sie sein würde. Während er ihr alles Notwendige erklärte, bot er ihr an, dafür zu sorgen, dass die Mitglieder des örtlichen Freiwilligenhilfsdienstes «Zuhörendes Ohr» sie besuchten. Langsam rollte eine Träne über Frau Merks eingefallene Wange und sie sagte: «Ich weiß, dass Sie sich noch um andere Patienten kümmern müssen, aber könnten Sie nicht wenigstens ab und zu vorbeikommen? Ich brauche keinen, der mir zuhört, ich will nur wissen, dass Sie noch da sind.»

10.2 Grenzen

Manchmal fällt es Gesundheitsfachleuten sehr schwer, die professionelle Hilfe auf ein angemessenes Maß zu begrenzen, wenn sie mit PatientInnen arbeiten, die von chronischen Schmerzen und Krankheiten betroffen sind, mit Verlusten leben müssen und dem Tod nahe sind. Im modernen Jargon des Gesundheitswesens bedeutet Pflege die «Einschätzung und Erfüllung von Bedürfnissen», doch erscheint eine solche Definition angesichts der schier unendlichen Nöte einer einsamen Mutter, die große Verluste hinnehmen musste und deren Leben zu Ende geht, als völlig unzulänglich, und es stellt sich die Frage, ob es überhaupt irgendetwas gibt, was Albert für PatientInnen wie Frau Merk tun kann.

Albert könnte seine Arbeit als rein fachliche Unterstützung und Beratung verstehen, und in diesem Fall gehen alle darüber hinausgehenden Bedürfnisse von Frau Merk ihn nichts an. Er kann sie daran erinnern, dass er ihr laut Vereinbarung oder «Vertrag» nur bis zur Besserung ihrer Symptome zur Verfügung steht. Eine solche Reaktion ist jedoch nur dann möglich, wenn er aufhört, PatientInnen als Menschen zu betrachten, und wenn er jede Begegnung als klinisches Problem versteht.

Albert könnte sich jedoch auch für Frau Merks Wohlergehen verantwortlich fühlen und versuchen, ihren Wunsch zu erfüllen, und sie weiterhin besuchen. In diesem Fall würde er unter starken Zeitdruck geraten, riskieren, sich völlig zu verausgaben, die Pflege der anderen PatientInnen, die ihn ebenso dringend brauchen, vernachlässigen und letztendlich auch Frau Merk keinen guten Dienst erweisen, denn wenn er auf ihre Bitte eingeht und ihr verspricht, sie weiterhin zu besuchen und es dann doch nicht tut, wird sich ihr Gefühl, verlassen und verraten zu sein, noch verstärken.

10.3 Man kann sich fürsorglich verhalten, ohne zu helfen

Albert hat jedoch auch die Möglichkeit, sich ehrlich einzugestehen, dass er nicht in der Lage ist, alle Bedürfnisse zu erfüllen und PatientInnen wie Frau Merk wirklich zu helfen, ohne so tun zu müssen, als ginge ihn das Ganze nichts an. Albert kann Anteilnahme an Frau Merks Schicksal zeigen, auch wenn er ihr nicht helfen kann. Er kann ihr Verständnis und echtes Mitgefühl entgegenbringen, ohne den aussichtslosen Versuch zu unternehmen, sie zu «retten»: «Einerseits würde ich das sehr gerne tun, weil ich Sie nun schon häufiger besucht habe und mir Ihr Wohlergehen am Herzen liegt. Ich verstehe auch, dass Sie einsam sind und Angst haben und gerne möchten, dass ich die Situation etwas erträglicher für Sie mache. Aber ich möchte Ihre Lage nicht noch dadurch verschlimmern, dass ich Ihnen etwas verspreche, was ich nicht halten kann, nämlich Sie regelmäßig zu besuchen. Ich muss mich beruflich auch um andere Patienten kümmern, und deshalb habe ich nicht die Zeit, Sie so oft zu besuchen, so wie Sie es gern hätten. Ich kann verstehen, wenn Sie jetzt enttäuscht sind und sich ärgern, und ich bitte dafür um Entschuldigung.» Diese Reaktion lässt die Möglichkeit offen, über Hausbesuche von Mitgliedern des Freiwilligenhilfsdienstes oder, bei Bedarf, auch über eine erneute Kontaktaufnahme zu sprechen, aber sie macht auch ehrlich und unmissverständlich die Position des Pflegers klar und drückt gleichzeitig Respekt für Frau Merks Anliegen aus. Albert geht auch auf die möglicherweise vorhandenen Emotionen ein. Er akzeptiert den Ärger, anstatt ihn zu ignorieren, und beweist so, dass er die Verantwortung übernimmt und die Schuld nicht auf andere, beispielsweise das «Management», abwälzt.

10.4 Unerfüllte Bedürfnisse sind kein Beweis für Versagen

Wenn wir PatientInnen als Menschen wahrnehmen, können wir zwar emotional sensibel auf sie reagieren, aber es wird uns auch schmerzlich bewusst, dass es Bedürfnisse und Probleme gibt, die unerfüllt bzw. ungelöst bleiben. Gesundheitsfachleute, die sich diesem Dilemma stellen, können sich aus der Zwangslage befreien, ohne sich von den PatientInnen zu distanzieren («Ich bin nicht in der Lage, alle Bedürfnisse dieser Patientin zu erfüllen; das ist zwar traurig, aber nicht zu ändern» anstatt: «Ich habe sie enttäuscht, also habe ich als Pflegeperson versagt.»).

Fallbeispiel 29

Thomas' Dienst war zu Ende, und es war Zeit für ihn, nach Hause zu gehen. Er hatte eine lange Woche mit acht aufeinander folgenden Schichten hinter sich, aber jetzt hatte er vier Tage frei und konnte ausspannen. Zumindest theoretisch – in der Praxis war die Zeit zu Hause momentan alles andere als eine Erholung. Die Zwillinge bekamen gerade die ersten Zähne, und seine Beziehung zu Marina hatte nach dem Debakel mit der Weihnachtsfeier einen neuen Tiefstand erreicht. Thomas hatte viel Zeit mit Conrad verbracht, einem pensionierten Matrosen der Handelsmarine, der eine Woche vorher ins Hospiz überwiesen worden war. Conrad litt an einer chronisch obstruktiven Atemwegserkrankung, die seine Herzprobleme drastisch verschlimmerte. Er war von der Herzstation, wo er sich einige Wochen von einer missglückten Operation «erholen» sollte, ins Hospiz gekommen. Conrad rechnete mit seinem baldigen Tod und wünschte sich auch,

schnell zu sterben. Das Team rechnete damit, dass er nur noch wenige Tage zu leben habe. In heiserem Flüsterton hatte er Thomas zwischen kurzen Atemzügen aus seinem Sauerstoffgerät anvertraut: «Ich bin so froh, dass ich jetzt hier bin und in Frieden sterben kann. Ich weiß, dass ich in guten Händen bin, alle hier sind so gut zu mir gewesen.»
Die Teamleitung telefonierte immer noch herum und versuchte, Personal für die Schichten zum Jahreswechsel einzuteilen. Thomas hielt sich in der Nähe des Büros auf und hoffte halb, man würde ihn bitten, mehr Schichten zu übernehmen. Er fühlte sich Conrad verbunden und wollte ihn nicht allein sterben lassen.

10.5 Menschen, die das Gefühl brauchen, gebraucht zu werden

Die Entscheidung vieler Menschen für einen Arbeitsplatz im Gesundheitswesen lässt sich unter anderem damit begründen, dass sie das Gefühl brauchen, von anderen gebraucht zu werden (Parkes und Hinde, 1982; Obholzer und Roberts, 1994). Das ist nichts Ungewöhnliches, denn schließlich haben die meisten Menschen ganz bestimmte Gründe, weshalb sie sich für die Arbeit entscheiden, die sie tun. Einige dieser Gründe sind altruistisch, andere nicht. Die Arbeit in der Palliative Care und die Möglichkeit, beraterische Fähigkeiten anzuwenden, ist für Menschen, die das Gefühl brauchen, gebraucht zu werden, ganz besonders befriedigend, denn bei dieser Art von Pflege ist eher die Persönlichkeit der Pflegeperson als fachliches Können gefragt, und viele PalliativpatientInnen wissen einfühlsame Unterstützung sehr zu schätzen. Dies ist einerseits ein Privileg, andererseits auch eine Gefahr, denn wenn ein Patient unsere Anwesenheit und unsere persönliche Unterstützung nicht braucht, dann nehmen wir dies sehr viel persönlicher, als wenn der Patient auf unser fachliches Können verzichtet (Speck, 1996).

10.6 Übermäßige Abhängigkeit von diesem Gefühl kann zum Problem werden

In unserem Fallbeispiel hat Conrad deutlich gemacht, dass er die Unterstützung durch das Palliative-Care-Team zu schätzen weiß. Er hat nicht signalisiert, dass er Thomas mehr braucht als die anderen Personalmitglieder. Thomas' Wunsch, zum Dienst eingeteilt zu werden, entspricht nicht Conrads Bedürfnissen, sondern seinen eigenen. Wahrscheinlich benutzt Thomas die Arbeit als Vorwand, um sich nicht mit familiären und ehelichen Problemen beschäftigen zu müssen, doch es könnte sehr gut sein, dass die Ursache für die Probleme im familiären Bereich auch von seinem Bedürfnis herrühren, für die PatientInnen «da zu sein». Wenn dieses Bedürfnis zu Lasten des eigenen Lebens geht, ist die persönliche und berufliche Integrität in Gefahr. Wenn wir unsere PatientInnen ganzheitlich pflegen wollen, muss auch unser Leben «ganz» sein. Es kann glücklich sein oder auch nicht, aber es muss Ausgleich und Kontrast bieten.

10.7 Belastungen lassen sich nicht durch Freizeit ausgleichen

Dieses Beispiel zeigt darüber hinaus, dass die ManagerInnen im Gesundheitswesen schlecht beraten sind, wenn sie glauben, dass «Freizeit» die geeignete Lösung ist, wenn es darum geht, Gesundheitsfachleute in ihrer Arbeit zu unterstützen und sie vor dem

«Burn-out» zu bewahren. Manche Menschen nutzen ihre Freizeit, um sich zu erholen und um sich bei einem/einer verständnisvollen PartnerIn «auszuweinen» oder ihm/ihr sein Herz auszuschütten. Andere finden das Familienleben immer oder zeitweise – bedingt durch besondere, dem Lebenszyklus entsprechende (familiäre) Ereignisse, wie z. B. die Geburt eines Kindes, Krankheiten und Todesfälle – eher ermüdend und langweilig als angenehm. Deshalb brauchen die Gesundheitsfachleute in der Palliative Care während der Arbeitszeit Zugang zu effektiver Unterstützung.

10.8 Die Begleitung des Patienten bis zum Ende seiner Reise

Die Häufung der Todesfälle in der Palliative Care verleiht der pflegerischen Arbeit etwas Schmerzvolles und Besonderes. Die Gesundheitsfachleute fühlen sich privilegiert, weil ihre Arbeit es ihnen ermöglicht, den PatientInnen und ihren Familien in kritischen Momenten nahe zu sein. Doch dieses Privileg hat den Nachteil, dass die Gesundheitsfachleute manchmal alles daran setzen, einen Patienten bis zum Tod zu begleiten, ganz gleich, ob es angebracht ist oder nicht. In der Palliative Care wird dieses Bedürfnis zum Problem, wenn sterbende PatientInnen an einen anderen Ort gebracht werden (z. B. nach Hause) und es keine Gelegenheit gibt, sie auf ihrer letzten Reise zu begleiten, wenn die Angehörigen oder PatientInnen die Anwesenheit von Gesundheitsfachleuten nicht wünschen oder wenn PatientInnen, mit denen die Gesundheitsfachleute besonders eng verbunden waren, sterben, während die Gesundheitsfachleute entweder nicht im Dienst oder mit anderen PatientInnen beschäftigt sind.

In solchen Fällen hilft gute Teamarbeit, die es den Teammitgliedern ermöglicht, über Todesfälle zu sprechen, Fragen zu stellen und von ihren Erfahrungen zu berichten. Wo diese Möglichkeit fehlt, ist damit zu rechnen, dass Gesundheitsfachleute die persönliche Beziehung zu ihren PatientInnen ganz für sich beanspruchen und andere KollegInnen nicht einbeziehen wollen.

Fallbeispiel 30

Sandra war stolz darauf, dass sie es verstand, ihre beraterischen Fähigkeiten bei den OnkologiepatientInnen sehr geschickt einzusetzen. Sie verglich sich gern mit Pflegenden wie Helen, die «nach der Uhr» arbeiteten und sich nicht wie sie Zeit für die PatientInnen nahmen, um mit ihnen in aller Ruhe über komplizierte Gefühle und familiäre Schwierigkeiten zu sprechen. Sandra hatte den Eindruck, dass Helen für jeden Patienten die gleiche Zeit aufwendete, ohne Rücksicht auf den persönlichen Stil und die emotionalen Bedürfnisse zu nehmen.
Sandra war einigermaßen verblüfft, als die anderen Teammitglieder ihr anlässlich des allmonatlichen Treffens, das der Krankenhausseelsorger zur Unterstützung des Teams initiiert hatte, vorwarfen, «ihre Arbeit nicht zu schaffen» und die PatientInnen zu vernachlässigen. Sie war völlig entgeistert, als sie hörte, dass die anderen Pflegenden sich beklagten, weil sie meistens so viel Zeit für einen oder zwei PatientInnen brauchte, dass die übrigen PatientInnen sich ausgeschlossen fühlten und die anderen Teammitglieder klagten, mehr als ihren Teil der Stationsarbeit leisten zu müssen.

10.9 Die Überbetonung zeitaufwändiger therapeutischer Arbeit

Palliativeinrichtungen müssen sorgfältig darauf achten, dass ihre Ziele – Individualisierung der Pflege und Aufbau wertvoller persönlicher Beziehungen – realisiert werden, und gleichzeitig dafür sorgen, dass die begrenzten Ressourcen so effektiv genutzt werden, dass sie allen PatientInnen zugute kommen. Gesundheitsfachleute, die eine «therapeutische» Pflege befürworten und fasziniert sind von der Möglichkeit, den PatientInnen eine erstklassige psychosoziale Unterstützung anzubieten, erleben eine Enttäuschung, wenn das umfangreiche Arbeitspensum sie zwingt, Abstriche von ihren hohen Idealen zu machen. Sie sehen, ähnlich wie Sandra, die Notwendigkeit für Kompromisse zunächst nicht ein und leben in der angenehmen Illusion, dass sie, im Gegensatz zu ihren KollegInnen, etwas «Besonderes» oder «Besseres» sind. Diese Haltung wird manchmal noch verstärkt, wenn Beratung als solche mit der Anwendung beraterischer Fähigkeiten im Rahmen einer anderen Tätigkeit verwechselt wird. Dies wiederum kann zur Folge haben, dass die anderen KollegInnen entweder an der Entwicklung ihrer beraterischen Fähigkeiten gehindert werden oder dass ihre weniger spektakuläre oder weniger zeitaufwändige Arbeit mit psychisch nicht so belasteten PatientInnen abgewertet wird.

10.10 Die Vermeidung therapeutischer Arbeit

Andere Gesundheitsfachleute fühlen sich dagegen von der Vorstellung, eine sie emotional belastende Beziehung zu schwer kranken PatientInnen aufzubauen, abgeschreckt, wenn nicht gar bedroht, und sie schützen Zeitmangel vor, um eine Individualisierung der Beziehung zu diesen PatientInnen zu vermeiden. Der Verzicht auf eine intensive Arbeit mit besonders bedürftigen PatientInnen wird dann gern mit «Fairness» gegenüber den anderen PatientInnen gerechtfertigt. Diese Haltung verkennt zum einen, dass die einzelnen PatientInnen ganz unterschiedliche Bedürfnisse haben, und zum anderen zeigt sie, dass hier gute psychosoziale Arbeit mit zeitaufwändiger Arbeit verwechselt wird. Es kommt auch vor, dass diese Gesundheitsfachleute emotional belastende Gespräche auf KollegInnen «abwälzen», von denen sie wissen, dass sie sich für solche Dinge interessieren. Damit lassen sie sich wieder eine Gelegenheit entgehen, ihre Fähigkeiten in diesem Bereich zu entwickeln, und sie bürden den KollegInnen zusätzliche Arbeit auf.

10.11 Unterschiedliche Ansprüche wahrnehmen

Wenn ein Team es versäumt, solche Schwierigkeiten wahrzunehmen und regelmäßig in aller Offenheit darüber zu diskutieren, können die Konflikte eskalieren und großen Schaden anrichten, und die Folge ist, dass das Team sich in zwei Lager «spaltet» und die Chance vertan wird, ein allgemeines Problem zu thematisieren. Bewusste Selbstwahrnehmung ist ein wichtiger erster Schritt, den jeder für sich bewältigen muss, aber darüber hinaus gilt es, auf der Basis regelmäßiger Gruppendiskussionen eine Teamethik zu entwickeln. So wertvoll «einmalige» Gruppendiskussionen auch sein mögen, so unwahrscheinlich ist es, dass der Konsens unter den Teammitgliedern sich auf diese Art und Weise aufrechterhalten lässt, besonders wenn man berücksichtigt, dass das Personal wechselt und sich weiterentwickelt und die an das Team gestellten klinischen Ansprüche sich verändern.

Fallbeispiel 31

Marina war als Mitglied des Palliative-Care-Teams für die häusliche Pflege zuständig. Es kam oft vor, dass ihr von dankbaren PatientInnen und Familien kleine Geschenke und Aufmerksamkeiten angeboten wurden, die sie jedoch stets höflich ablehnte mit der Bemerkung: «Das ist sehr freundlich von Ihnen, aber ich tue nur meine Arbeit.» Herr und Frau Fischer waren jedoch so beharrlich, dass sie bei einem nächtlichen Besuch doch eine Tafel Schokolade und einen Blumenstrauß annahm, weil eine Ablehnung einfach zu unhöflich gewesen wäre. Bei ihrem nächsten Besuch bekam sie einen größeren Blumenstrauß und eine Kiste Bier, die ihr der Sohn der Fischers zum Auto trug. Als Marina die Familie danach wieder besuchte, drückte Frau Fischer Marina einen Umschlag in die Hand und sagte: «Wir möchten Ihnen gerne dies hier geben. Wir wissen, dass ihm nicht mehr viel Zeit bleibt, und er möchte die Gewissheit haben, dass er sich angemessen bei Ihnen bedankt hat. Sie haben schon so viel für uns getan, und dies ist seine Art, sich zu bedanken. Bitte lehnen Sie es nicht ab.»

10.12 Wenn Dankbarkeit zu bereitwillig angenommen wird

Eines der erfreulichen Dinge, die die Arbeit in der Palliative Care zu bieten hat, ist die Dankbarkeit, die viele PatientInnen und Angehörige zeigen. Doch auch hier lauern Gefahren, denn wenn Gesundheitsfachleute sich zu sehr von dieser Dankbarkeit abhängig machen, fällt es ihnen schwerer, gute Arbeitsbeziehungen zu PatientInnen aufzubauen, die ihre Dankbarkeit nicht so offen zeigen oder sogar sichtlich verärgert sind, dass sie krank sind und Pflege brauchen. Vielleicht richten diese Gesundheitsfachleute ihre Pflege sogar unbewusst darauf aus, Dank und Anerkennung zu ernten, was dazu führen kann, dass die PatientInnen davon abgehalten werden, bestimmte Dinge selbst in die Hand zu nehmen oder ehrlich ihre Meinung zu sagen, wenn sie mit der Pflege nicht einverstanden sind.

10.13 Die Unfähigkeit, Dankbarkeit anzunehmen

All dies zeigt, dass wir selbst Möglichkeiten finden müssen, uns gute Arbeit als Verdienst anzurechen, damit wir nicht auf die Anerkennung der KlientInnen angewiesen sind. Es ist wichtig, dass wir unsere Selbstwahrnehmung schärfen, damit wir unser Verhalten besser durchschauen. Dann fällt es auch den KlientInnen leichter, uns zu sagen, wie sie unsere Pflege einschätzen. Eine Überbetonung dieser Haltung kann jedoch zur Folge haben, dass wir nicht mehr fähig sind, positive Rückmeldungen von PatientInnen anzunehmen und ihr normales, menschliches Bedürfnis, Dankbarkeit auszudrücken, zu akzeptieren. Doch gerade für PatientInnen, die oft gezwungen sind, etwas von anderen anzunehmen, kann es von großer symbolischer Bedeutung sein, anderen etwas zurückgeben zu können.

10.14 Die mit dem Geschenk verbundene Absicht anerkennen

In unserem Fallbeispiel gerät Marina in eine Zwangslage, weil die Dankbarkeit immer massivere Formen annimmt: das erste Geschenk hat sie nur aus Höflichkeit angenommen, um das Ehepaar nicht zu verletzen, doch jetzt soll sie Geld annehmen. Einerseits würde sie durch eine schroffe Ablehnung des Geldes den therapeutischen

Effekt ihrer ersten Reaktion zunichte machen («Es tut mir leid, das ist sehr freundlich von Ihnen, aber ich kann es nicht annehmen.»), andererseits wäre es in hohem Maße unprofessionell, ein Geldgeschenk anzunehmen. Richtig wäre es dagegen, die mit dem Geschenk verbundene *Absicht* anzuerkennen und auf die Rolle als Vertreterin des Teams hinzuweisen («Das ist sehr freundlich von Ihnen. Ich bin froh, dass ich Ihnen helfen konnte. Ich habe mich sehr über die Blumen gefreut, aber ich darf persönlich kein Geld annehmen. Doch wenn es Ihnen recht ist, lasse ich Ihnen gern Informationen zukommen, für den Fall, dass Sie unserem Pflegedienst etwas spenden wollen. Sind Sie damit einverstanden?»).

10.15 Wozu Geschenke sonst noch dienen

Wenn Marina sich später allein oder im Rahmen einer klinischen Supervision noch einmal mit dem Vorfall beschäftigt, könnte sie sich die Frage stellen, wie es überhaupt zu der Situation kommen konnte. Kann es sein, dass die sich steigernden Geschenke ein Ausdruck der Angst der Eheleute vor Herrn Fischers Tod sind, einer Angst, die bewirkt, dass sich die beiden verzweifelt an Marina «klammern»? Wenn dies zutrifft, sollte Marina den Eheleuten bei ihrem nächsten Besuch noch einmal deutlich sagen, dass sie immer für sie da sein und sie unterstützen wird. Darüber hinaus sollte sie versuchen, mit ihnen darüber zu sprechen, was sie empfinden, wenn sie daran denken, dass die Zeit knapp wird. Wenn man ein Geschenk bekommt, sollte man sich stets die Frage stellen, welche Absicht, außer Dankbarkeit zu zeigen, sonst noch dahinter stecken könnte.

Fallbeispiel 32

Gespräch zwischen Uta, einer Pflegeperson, und ihrem Supervisor im Rahmen der monatlich stattfindenden Sitzung:

Uta: «Die Arbeit ist zur Zeit schrecklich. Die Arbeitsmoral ist niedrig und alle meckern sich gegenseitig an. Da ist es nicht gerade eine große Hilfe, wenn Leute zu uns kommen, die anderswo besser aufgehoben wären.»

Supervisor: «Denken Sie da an eine bestimmte Person?»

Uta: «Ja, an Agnes. Sie ist wieder da. Ich weiß nicht, warum sie immer wieder aufgenommen wird, damit sie lindernde Pflege bekommt. In einem Altenheim wäre sie viel besser aufgehoben. Wir können nichts mehr für sie tun, und sie ist ziemlich anstrengend. Immer will sie irgendetwas, aber was wir auch tun, sie ist mit nichts zufrieden.»

Supervisor: «Ist Agnes die junge Frau mit ALS? (Uta nickt.) Kommt sie nicht schon seit einigen Jahren hierher?»

Uta: «Ja, aber sie kann jetzt nicht einmal mehr sprechen. Sie sitzt ganz verdreht in ihrem Stuhl, lässt Speichel aus ihrem Mund tropfen und starrt vor sich hin … Außer natürlich, wenn sie zwinkert und versucht, uns auf diese Art und Weise zu sagen, was sie will oder nicht will, und das dauert eine Ewigkeit – Zeit, die wir besser für andere PatientInnen aufwenden könnten.»

Supervisor: «Sie bringt Sie wirklich so in Rage?»

Uta: «Kein Wunder. Schon ihr Anblick macht mich wütend ... Was führt sie im Schilde? Warum tut sie uns das an? Ihre Lebensqualität muss doch gleich null sein, wenn sie bloß so dasitzt?»

Supervisor: «Wie gehen Sie mit dieser Frustration um?»

Uta: «Tja...ich weiß, es ist schrecklich, und ich weiß auch, dass ich geduldiger und toleranter und verständnisvoller und all das sein sollte, aber da sie allein in einem Nebenzimmer untergebracht ist, ist sie leicht zu meiden. Wir gehen natürlich immer noch zu ihr hinein, um sie zu waschen und um ihr das Essen zu geben, aber wir bemühen uns darum, dass wir freiwillige Helfer bekommen, die uns diese Arbeit abnehmen. Es ist einfach leichter, wenn man sie nicht ständig sehen muss.»

10.16 PatientInnen, die als immerwährendes Problem wahrgenommen werden

Gesundheitsfachleuten entgehen oft die angenehmen Dinge, die die Palliative Care zu bieten hat, wenn sie mit PatientInnen arbeiten, die an chronischen, aber relativ stabilen Krankheiten leiden und die anscheinend keine Lebensqualität mehr haben. Wirklich bedrückend sind nicht die relativ stark profilierten und gut ausgestatteten Bereiche für Krebsbehandlung und die Hospize, sondern die Situationen, die Gemeindeschwestern vorfinden, wenn sie Hausbesuche bei einsamen, verängstigten und ans Haus gefesselten PatientInnen machen, oder die Bedingungen, unter denen schlecht bezahlte Pflegekräfte in tristen Pflegeheimen arbeiten. Auch wenn der Verstand uns sagt, dass nur zählt, wie der Patient seine Lebensqualität empfindet (und nicht das, was wir davon halten), hilft uns das nur wenig, wenn der Patient entweder kaum Möglichkeiten hat, sich mitzuteilen, oder wenn er uns wissen lässt, dass wir recht haben und seine Lebensqualität tatsächlich miserabel ist. In diesem Fall müssen wir uns auf eine langwierige und anstrengende Reise einrichten, deren Ende nicht abzusehen ist und die kaum Chancen bietet, ein wenig Zufriedenheit *auf dem Weg* dorthin zu erfahren. Wenn die Kommunikation mit dem Patienten schwierig ist und von den Angehörigen kaum positive Rückmeldungen kommen, die die Gesundheitsfachleute daran erinnern, dass der Patient ein menschliches Wesen ist, dann vergessen sie leicht, dass der Patient etwas anderes ist als ein Problem.

10.17 Einfühlungsvermögen macht manche Situationen noch unerträglicher

Für derartige Situationen gibt es keine einfachen Lösungen. Für selbstkritische und einfühlsame Gesundheitsfachleute wird vieles noch schlimmer, gerade weil ihre bewusste Selbstwahrnehmung und ihr Einfühlungsversmögen sie befähigt, das furchtbare Schicksal der PatientInnen nachzuvollziehen und gleichzeitig die Unzulänglichkeit ihrer Pflege und ihres Verhaltens gegenüber diesen PatientInnen zu erkennen. Wir reden uns gern ein, dass manche PatientInnen sich «jenseits» der Palliative Care befinden oder dass es irgendwo eine andere Einrichtung gibt, die sie besser betreuen kann als unsere.

Vielleicht sollten wir versuchen, unsere Gefühle vor uns selbst und vor anderen offen und ehrlich einzugestehen (wie Uta vor ihrem Supervisor). Damit verhindern wir nicht nur, dass wir unerfüllbare Erwartungen an uns stellen, sondern können auch feststellen, ob wir dazu tendieren, die Pflege bestimmter PatientInnen aus Abneigung gegen sie zu vernachlässigen. Wenn es uns nicht gelingt, den ersten Schritt zu tun und uns dies einzugestehen, dann haben wir nicht die Chance, unsere Fehler zu korrigieren und uns selbst zu vergeben. Gelingt es uns aber, unsere Unzulänglichkeiten sachlich zu betrachten, dann werden wir auch fähig sein, die Pflegequalität zu verbessern und nachsichtig mit uns selbst umzugehen (Altschuler, 1997, Kap. 8).

10.18 Merksätze

- Wir können nicht sämtliche Bedürfnisse aller PatientInnen erfüllen. Die Bewältigung des Arbeitspensums ist ein Problem für die Gesundheitsfachleute und auch für die PatientInnen. Es ist kein Fehler, wenn die Gesundheitsfachleute das Problem wahrnehmen, aber sie sollten es nicht als Beweis für ihr Versagen ansehen.
- Das Bedürfnis, von den PatientInnen gebraucht zu werden und ihnen nützlich zu sein, darf Gesundheitsfachleute nicht zu der Annahme verleiten, dass die PatientInnen sie ebenfalls brauchen. Gesundheitsfachleute dürfen nicht die eigenen Bedürfnisse, sondern müssen die der PatientInnen und ihrer Familien in den Mittelpunkt stellen. Dies verlangt von ihnen Selbsterkenntnis und Aufrichtigkeit.
- Einige Gesundheitsfachleute halten die Anwendung beraterischer Fähigkeiten für etwas Erstrebenswertes und Exquisites, anderen ist sie zu anstrengend und belastend, wie häufiger in Diskussionen über den für die Pflege erforderlichen Zeitaufwand zu hören ist. Dieses Problem muss regelmäßig diskutiert werden, um zu gewährleisten, dass unterschiedliche Einstellungen respektiert werden, gleichzeitig aber darauf geachtet wird, dass alle PatientInnen eine erstklassige Behandlung bekommen, die sowohl die psychosozialen als auch die körperlichen Bedürfnisse berücksichtigt.
- Viele PalliativpatientInnen und ihre Angehörigen machen den Gesundheitsfachleuten Geschenke. Wir sollten uns fragen, welche Absicht hinter dieser Art von Dankbarkeit steht, besonders im Hinblick auf zukünftige pflegerische Bedürfnisse. Probleme entstehen, wenn Gesundheitsfachleute Geschenke allzu bereitwillig annehmen, aber auch, wenn sie unfähig sind, Dankbarkeit anzunehmen.
- Bestimmte Situationen in der Palliative Care sind höchst unerfreulich und äußerst belastend für alle Beteiligten. Es gibt zahlreiche Dinge, die wir selbst mit sehr viel Mühe nicht verbessern können. Dies zu akzeptieren, ist eine der schwierigsten Aufgaben und zugleich eine der wertvollsten Lektionen, die wir in der Palliative Care lernen können.
- Für einfühlsame Gesundheitsfachleute sind solche Situationen schwer zu ertragen, und deshalb brauchen sie die Unterstützung der anderen. ManagerInnen sollten sich nicht darauf verlassen, dass alle Gesundheitsfachleute diese Unterstützung außerhalb der Arbeitswelt erfahren.
- Wenn wir Unzulänglichkeiten ehrlich eingestehen, wird es uns gelingen, uns nachsichtig und objektiv zu betrachten.

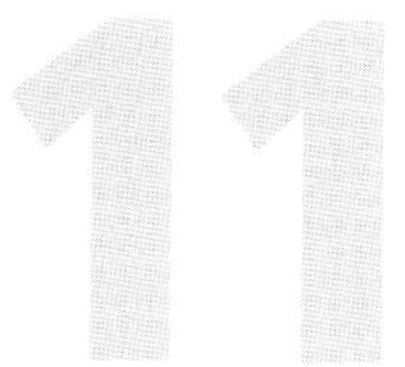

Wie man beraterische Fähigkeiten entwickelt

11.1 Einleitung

In diesem Kapitel stellen wir verschiedene Möglichkeiten vor, wie Gesundheitsfachleute in der Palliative Care ihre beraterischen Fähigkeiten entwickeln können. Einige dieser Möglichkeiten können von Gesundheitsfachleuten, die sich beruflich weiterentwickeln wollen, direkt umgesetzt werden, die anderen müssen in Absprache mit der Organisation durchgeführt werden. Alle hier vorgestellten Möglichkeiten sind mit Aufwand verbunden, meistens in Form von Zeit und Geld. Wir haben diesem Kapitel ganz bewusst das Kapitel über die Privilegien und Schattenseiten der Arbeit in der Palliative Care vorangestellt, um noch einmal in aller Deutlichkeit darauf hinzuweisen, dass

- einfühlsame Arbeit in diesem Bereich den Gesundheitsfachleuten sehr viel geben und sie für all die Mühe und Energie, die sie in die Entwicklung ihrer beraterischen Fähigkeiten investiert haben, mehr als entschädigen kann, aber auch, dass
- die Sensibilisierung der Gesundheitsfachleute für die emotionalen und psychischen Aspekte der Palliative Care zur Folge hat, dass sie das mit ihrer Arbeit verbundene Leid sehr viel intensiver empfinden.

Wir haben keinen einfachen Weg aus diesem Dilemma anzubieten, doch wenn wir dies akzeptieren, können wir vielleicht besser verstehen, weshalb wir uns manchmal so dagegen wehren, die uns verfügbaren Mittel und Ressourcen zu nutzen und unsere beraterischen Fähigkeiten zu entwickeln.

11.2 Rückmeldungen Aufmerksamkeit schenken

Für die Entwicklung beraterischer Fähigkeiten ist die Beachtung der Rückmeldungen von Seiten der PatientInnen und Familien, mit denen wir arbeiten, von zentraler Bedeutung. In dem einen oder anderen Fall müssen die PatientInnen auch gezielt gefragt werden, wie sie unsere Arbeit einschätzen. In der Palliative Care ist im Zusammenhang mit Rückmeldungen und deren Interpretation allerdings Folgendes zu beachten: Erstens sind PalliativpatientInnen und ihre Angehörigen im Allgemeinen in einer Situation, in der sie sehr verwundbar sind. Das heißt: (a) Ist die Pflege verbesserungsbedürftig, ist es riskant für die PatientInnen, ihre Unzufriedenheit zu äußern, weil sie Angst haben, dass die Gesundheitsfachleute beleidigt reagieren; (b) Selbst wenn die Pflege gut ist, heißt das nicht, dass alle PatientInnen dies auch zu schätzen wissen. Wir arbeiten mit den PatientInnen, weil sich eine Krankheit rücksichtslos in ihr Leben gedrängt hat, und nicht etwa, weil sie um Hilfe gebeten haben. Zweitens sind stark geschwächte PatientInnen kaum in der Lage, klare Rückmeldungen zu geben, und wenn die PatientInnen gestorben sind, können wir uns nicht darauf verlassen, dass die

Rückmeldungen von den Angehörigen und FreundInnen sich mit den Ansichten der PatientInnen decken.

Wie können wir trotz dieser Schwierigkeiten also lernen, die PatientInnen zu verstehen? Zunächst müssen wir uns klar machen, dass das, was wir verstehen, nicht die Wahrheit ist, sondern unsere Interpretation. Was die Äußerungen eines Patienten bedeuten, können wir bestenfalls mit Hilfe sachlich begründeter und situationsbezogener Hypothesen herausfinden. Dabei müssen wir stets bedenken, dass wir etwas falsch verstanden haben könnten, und wir müssen immer versuchen, den Patienten noch besser zu verstehen. Wir sollten uns fragen: «Was können die Äußerungen des Patienten bedeuten? Welche Äußerung könnte ein Hinweis für mich enthalten, dass die Pflege dieses Patienten verbessert werden muss?» Zweitens sollten wir unbedingt vermeiden, uns zu rechtfertigen oder die PatientInnen zurechtzuweisen, wenn sie an der Pflege etwas auszusetzen haben. Statt dessen sollten wir ihre Äußerungen akzeptieren und ihnen vermitteln, dass wir ein echtes Interesse daran haben, mehr zu erfahren. Wir müssen uns bewusst machen, dass wir von jedem Patienten etwas lernen können. Die Frage ist nur, ob wir ihnen die Möglichkeit zugestehen, sich zu äußern, und ob wir sie wirklich verstehen wollen.

11.3 Faktoren, die von der Organisation und ihrer Kultur abhängig sind

Es wäre unsinnig, so zu tun, als wäre die Entwicklung beraterischer Fähigkeiten einzig und allein Sache der Gesundheitsfachleute. Der Zugang zu unterstützenden Maßnahmen, wie z. B. klinische Supervision, Gruppengespräche und externe Kurse, erfordert Zeit, Geld und das Einverständnis des Arbeitgebers. Doch wir wollen hier nicht die materiellen Bedingungen diskutieren, sondern den Einfluss der Haltung oder Kultur von Organisationen beleuchten und aufzeigen, dass Organisationen nicht nur Arbeitgeber der Gesundheitsfachleute sind, sondern darüber hinaus noch einige andere Funktionen erfüllen.

11.4 Materielle Erwägungen sind nur ein Aspekt des Ganzen

Selbst die Bereitschaft einer Organisation, Zeit und Geld in personelle Weiterbildung oder Supervisionen zu investieren, nützt wenig, wenn die Bemühungen der Gesundheitsfachleute um eine effektive Anwendung beraterischer Fähigkeiten zunichte gemacht werden (z. B. dadurch, dass wichtige Gespräche mit PatientInnen von anderen Personalmitgliedern auf wenig einfühlsame Art unterbrochen werden). Darüber hinaus werden Gesundheitsfachleute demoralisiert, wenn sie erleben müssen, dass bei Planungen und Diskussionen über Pflegemaßnahmen ihr Beitrag zu den psychosozialen Aspekten der Pflege nicht erwünscht, nicht angehört, nicht gewürdigt und nicht umgesetzt bzw. als nebensächlich behandelt wird. Andererseits werden Gesundheitsfachleute mit guten beraterischen Fähigkeiten von KollegInnen gelegentlich «überbeansprucht», die «schwierige Gespräche» gern an diese Gesundheitsfachleute delegieren, weil sie «gut in solchen Dingen sind». Auch Organisationen können, ähnlich wie Menschen in Interaktionen, verschiedene Botschaften im Hinblick auf den Wert eines Ansatzes übermitteln. Im Zusammenhang mit der Entwicklung beraterischer Fähigkeiten ist die Sicherung finanzieller Mittel nicht selten das geringste Problem!

11.5 Verantwortung für den eigenen Beitrag zur Kultur der Organisation übernehmen

Folglich müssen Gesundheitsfachleute sich Gedanken darüber machen, inwiefern sie selbst zur Kultur einer Organisation beitragen und wie sie diese prägen. Einflussnahme «von oben» spielt zweifellos eine große Rolle. (Ein Beispiel: Ein Facharzt im Hospiz, der darauf besteht, dass jede Diskussion des Teams über einen Patienten mit einem Bericht über die biomedizinischen Daten beginnt, stellt klar, dass interpersonelle Prozesse und das subjektive Empfinden des Patienten für ihn zweitrangig sind.) Doch Einflussnahme von oben lässt sich durch Reaktionen «von unten» und von Seiten der KollegInnen ausgleichen. Eine Pflegeperson, die ihre beraterischen Fähigkeiten entwickeln möchte, wird unterstützt, wenn die KollegInnen sich für ihre Ansichten und Aufzeichnungen interessieren und Rückmeldungen über positive Auswirkungen auf die PatientInnen geben.

11.6 Reflexion über die Praxis

Der Gedanke, dass Gesundheitsfachleute über ihre Arbeit nachdenken sollten, ist mittlerweile ein «alter Hut», doch lässt sich mit einfachen Worten nur schwer beschreiben, was unter einer reflexiven Praxis zu verstehen ist (Johns, 1998). Eine reflexive Praxis bedeutet, dass die Gesundheitsfachleute sich Zeit für eine Auseinandersetzung mit den Gedanken und Gefühlen während der Begegnung mit einem Patienten nehmen und dabei zu neuen Einsichten gelangen, die für die weitere Pflege von Bedeutung sind. Wir wollen erreichen, dass die Gesundheitsfachleute dann mehr von dem tun, was hilft, und weniger von dem, was nicht hilft. Nach unserer Auffassung wirkt eine solche Auseinandersetzung sich nicht nur positiv auf die Entwicklung anderer beraterischer Fähigkeiten aus, sondern ist an sich schon eine wichtige beraterische Fähigkeit. Oft ist es in der Praxis jedoch außerordentlich schwierig, Begeisterung für diese doch so einfache Methode zu wecken. Woran könnte das liegen?

11.7 Vorurteile und Hemmnisse, die eine reflexive Praxis verhindern

Wir nehmen nicht wahr, worüber wir nachdenken sollten…

Die Erinnerung an eine Erfahrung ist zwangsläufig unvollkommen und ungenau: unsere «Erinnerung» an Einzelheiten ist verzerrt oder schlicht falsch. Wir erinnern uns meistens an Dinge, die wir für relevant halten. Wenn wir gelernt haben, körperliche Aspekte der Pflege wahrzunehmen, schenken wir wichtigen emotionalen und verbalen Aspekten einer Situation keinerlei Beachtung und/oder erinnern uns auch nicht daran. Wenn wir gelernt haben, uns auf die PatientInnen zu konzentrieren, kommt die Position ihrer FreundInnen und Familienangehörigen usw. womöglich zu kurz.

Reflexion kann unangenehm sein

Schon die Idee der «Entwicklung beraterischer Fähigkeiten» setzt die Erkenntnis voraus, dass es an unserer Pflegearbeit etwas zu verbessern gibt. Eine erkenntnisorientierte, reflexive Praxis zwingt uns oft zur Auseinandersetzung mit Situationen, in denen wir PatientInnen nicht in dem Maße geholfen haben, wie wir es hätten tun können (Hargreaves, 1997). Hinzu kommt noch, dass es in der Palliative Care viele Situationen gibt, in denen schmerzhafte Symptome und/oder fundamentale existenzielle Themen im Vordergrund stehen, wir aber nicht die Möglichkeit haben, uns noch einmal in diese Situationen zu begeben. In einigen Fällen wird die Reflexion uns zu der Erkenntnis führen, dass wir alles nur noch schlimmer gemacht haben.

Reflexion braucht Zeit und Übung

Die Fähigkeit zur Selbstreflexion und kritischen Betrachtung der eigenen Arbeit entwickelt sich erst im Laufe der Zeit. Wie bei anderen Dingen auch, werden wir anfangs auch hier nur langsam und unsicher an unsere Aufgabe herangehen. Folglich wird die Entwicklung beraterischer Fähigkeiten in einer Umgebung, die sichtbare Aktivität und «emsige Betriebsamkeit» hoch schätzt, nicht so leicht vonstatten gehen wie in einer Umgebung, für die Arbeit auch bedeutet, dass Gesundheitsfachleute sich Zeit nehmen, um nachzudenken oder um ihre Erfahrungen mit KollegInnen auszutauschen. Wo dies nicht möglich ist, werden Gesundheitsfachleute es schwer haben, ihre Fähigkeit zur Selbstreflexion so weit zu entwickeln, dass sie die Ergebnisse für die Arbeit mit ihren PatientInnen nutzen können, und sie werden weiter darauf angewiesen sein, sich erst im Nachhinein Erkenntnisse zu erarbeiten.

11.8 Mittel und Wege, die eine reflexive Praxis fördern

Stichwortfragen zur Strukturierung der Reflexion

Viele Gesundheitsfachleute arbeiten mit Fragen, die Stichwörter zu den verschiedenen Aspekten einer klinischen Begegnung enthalten. Anfangs sollten die Stichwortfragen schriftlich fixiert werden, nach einer gewissen Zeit haben sie sich eingeprägt, so dass die Gesundheitsfachleute sie in Gesprächen mit PatientInnen automatisch anwenden. Einige Teams benutzen Stichwortfragen auch zur Strukturierung von Gruppengesprächen oder zur Generierung psychosozialer Daten für die Übergabe. Christopher Johns (1995: 216) empfiehlt folgende Fragen:

«Wer ist die Person?»
«Inwieweit beeinträchtigt das Geschehen ihre Lebensführung und ihre Rollen?»
«Welche Gefühle löst die Person in mir aus?»
«Wie sieht sie ihre eigene Zukunft und die der anderen?»

Multidisziplinäre Diskussionen

Wir haben bereits darauf hingewiesen, dass der selektive Filter, der unser Erinnerungsvermögen steuert, sich nachteilig auf die reflexive Praxis auswirkt und dass unsere Berufsausbildung ein solcher Filter ist. Ein Beschäftigungstherapeut sieht und versteht bestimmte Dinge anders als ein Berater, der wiederum etwas anderes aus einem Gespräch heraushört als eine Pflegeperson. Diese Vielfalt lässt sich konstruktiv zum Ausgleich dieser Wahrnehmungsdefizite nutzen, wenn klinische Situationen entweder regelmäßig oder je nach Komplexität des Falles in einem multidisziplinären Team diskutiert werden.

Erfahrungszentrierte Arbeit

Wie bereits erwähnt ist die Reflexion der klinischen Praxis eine wertvolle Ressource, die sich durch andere Formen der erfahrungszentrierten Arbeit, in die allerdings KollegInnen einbezogen werden müssen, ergänzen lässt. Rollenspiele beispielsweise bieten die Möglichkeit, klinische Situationen nachzuspielen und so bestimmte Dinge einzuüben: Rückmeldungen geben, auf Rückmeldungen reagieren und versuchen, das Erleben der PatientInnen durch Übernahme ihrer Rolle nachzuvollziehen. Verfügbares Geld kann verwendet werden, um SchauspielerInnen anzuwerben, damit das Rollenspiel authentischer wirkt und um das Rollenspiel audiovisuell aufzuzeichnen, damit es später ausgewertet werden kann.

Bei vielen Menschen löst allein die Vorstellung, in einem Rollenspiel mitzuwirken, das dann auch noch aufgezeichnet wird, Angst aus, weil sie, völlig zu Recht, das Gefühl haben, sich den Blicken anderer «auszuliefern». Dieses Gefühl ist begründet, zeigt es doch, dass erfahrungszentrierte Arbeit den Einsatz des ganzen Menschen erfordert, also mehr als bloß seinen Intellekt und sein Gedächtnis. Dies deckt sich genau mit der Beobachtung, dass die Beziehung zwischen realen, ganzen Menschen und nicht die fachmännische Behandlung eines kranken Patienten durch eine gesunde Fachkraft die Grundlage guter Palliative Care ist. Die TeilnehmerInnen an solchen Projekten müssen sich gegenseitig respektieren und unterstützen – und bekommen so die Gelegenheit, beraterische Fähigkeiten in einem sehr realen und emotional geladenen Kontext einzuüben. Aber wenn wir selbst nicht bereit sind, uns zu Übungszwecken auf ein kleines Risiko einzulassen, dürfen wir dann so viel mehr von den PatientInnen fordern?

Klinische Supervision

In vielen Gesundheitsberufen wird mittlerweile erkannt, wie wichtig die klinische Supervision für die berufliche Entwicklung und Unterstützung ist. Aber erstens gibt es große Unterschiede, was Art und Umfang der Implementierung betrifft, und zweitens ist die Funktion der Supervision unter Gesundheitsfachleuten umstritten. Im Allgemeinen wird unter klinischer Supervision eine kontinuierliche Beziehung zwischen zwei oder mehr Fachleuten verstanden, wobei die zum Supervisor ernannte Person dem/den Supervidierten hilft, ihre Arbeit und klinischen Fähigkeiten zu reflektieren. Unter bestimmten Umständen kann Supervision auch im Kollegenkreis durchgeführt werden, wobei die Rolle des Supervisors/Supervidierten ständig wechselt. In anderen Bereichen ist der Supervisor eine Fachkraft, die über mehr klinische Erfahrung und psychologisches Fachwissen und/oder über spezielle Fähigkeiten auf dem Gebiet der Supervision verfügt. Je nach Kombination kann Supervision eingesetzt werden zur Unterstützung, zur Förderung der Lernfähigkeit und zur Kontrolle und Aufrechterhaltung ethischer und professioneller Standards (supportive/restorative, formative und normative Rollen: Bond und Holland, 1998; Hawkins und Shohet, 1989).

Im Rahmen der klinischen Supervision können Supervidierte üben, das Erleben der PatientInnen nachzuvollziehen und Hypothesen zu bilden, sie können lernen, ihren Beitrag zu therapeutischen (und kontratherapeutischen) Prozessen zu reflektieren, und sie bekommen die Gelegenheit, neue Fachkenntnisse zu erwerben und anzuwenden. Ein erfahrener Supervisor kann den Prozess der Reflexion intensivieren, wenn er auf eine systematische Vorgehensweise achtet, zu Intuition und Kreativität animiert und mittels geeigneter Reaktionen oder Fragen auf erkennbare «Lücken» oder Fehlleistungen des Erinnerungsvermögens von Supervidierten eingeht.

Ein individuelles Lese- und Lernprogramm

Lesen gibt uns die Möglichkeit, uns in das Leben anderer Menschen einzufühlen, auch wenn es sich sehr von unserem Leben unterscheidet, und es liefert uns auch die Konzepte, die wir brauchen, um Hypothesen zu verschiedenen Situationen zu entwickeln. Unsere Empfehlungen für die Lektüre lauten wie folgt:

- Denken Sie bei der Lektüre an zwei PatientInnen, die Sie kennen, und überlegen Sie nach jedem Abschnitt, ob der Text den Eindruck, den Sie von diesen PatientInnen und von Ihrer Arbeit mit ihnen haben, in irgendeiner Weise verändert hat. Denken Sie darüber nach, was diese PatientInnen sagen würden, wenn sie den gleichen Text gelesen hätten. Die Beschäftigung mit mehr als nur einem Klienten macht Ihnen bewusst, dass die Anwendung eines theoretischen Konzepts auf verschiedene Individuen nie gleich ist und dass wir unser Misstrauen gegenüber «Allzweckkonzepten» nicht aufgeben dürfen.
- Lesen Sie viel, und lesen Sie vor allen Dingen Texte über Krankheit und Pflege, die nicht von Fachleuten stammen: hierunter fallen von PatientInnen verfasste Biografien (Moore, 1996) oder auch literarische/poetische Texte über den menschlichen Körper und seine Schwächen (Lewis, 1966). Die ausschließliche Beschäftigung mit Fachtexten verleitet dazu, die Probleme der Palliative Care aus rein fachlicher Sicht zu betrachten und die Perspektive der PatientInnen zu vernachlässigen (Mooney, 1992). Wir stellen uns damit nicht gegen das derzeit favorisierte «evidenzbasierte Gesundheitssystem», sondern wir wollen erreichen, dass die Aussagen von PatientInnen über ihre Krankheit als eine wichtige Form der Evidenz, die in ihrer besonderen Bedeutung verstanden werden muss, anerkannt werden (Kleinman, 1988).

Kurse, die beraterische Fähigkeiten vermitteln

Beraterische Fähigkeiten werden, wie viele andere Teilbereiche der beruflichen Praxis, auch in Kursen vermittelt. Da die Teilnahme an diesen Kursen einen beträchtlichen Zeit- und Kostenaufwand erfordert, müssen Gesundheitsfachleute sich gut überlegen, ob sich dies mit ihren aktuellen Verpflichtungen vereinbaren lässt und ob ihr Arbeitgeber gewillt ist, sie für die Zeit der Weiterbildung freizustellen und/oder finanziell zu unterstützen. Wir können an dieser Stelle nicht zu dem gesamten Kursangebot Stellung nehmen, aber die folgenden Fragen können bei der Auswahl eines geeigneten Kurses sicher helfen.

- Bietet der Kurs neben dem theoretischen oder didaktischen Unterricht auch Gelegenheiten, die erworbenen Fähigkeiten im Rahmen erfahrungszentrierter Arbeit einzuüben und anzuwenden? Wenn nicht, sollten Sie sich überlegen, ob ein individuelles Lernprogramm nicht ebenso gut ist wie die Teilnahme an diesem Kurs.
- Ist der Kurs speziell auf Gesundheitsfachleute zugeschnitten? Wenn nicht, sollten Sie feststellen, ob noch andere Gesundheitsfachleute an dem Kurs teilnehmen, mit

denen Sie sich austauschen können und die bereit sind, zusammen mit Ihnen die für Ihren Arbeitsbereich relevanten Probleme und Beispiele zu thematisieren. Trifft beides nicht zu, fühlen Sie sich in dem Kurs womöglich isoliert und müssen besonders hart arbeiten, um den auf die anderen TeilnehmerInnen zugeschnittenen Stoff auf Ihren Arbeitsbereich zu übertragen. Andererseits könnte es Ihnen natürlich auch Spaß machen, durch die Arbeit mit Menschen, die nicht zu Ihrer Organisation gehören, Neues kennen zu lernen und sich inspirieren zu lassen.

- Wer ist der/die KursleiterIn und wie sieht sein/ihr beruflicher Hintergrund aus? Lehrende, die in einem ähnlichen klinischen Bereich tätig sind, haben meistens mehr Erfahrung als solche, die sich nur theoretisch mit beraterischen Fähigkeiten beschäftigt oder ihre Erfahrungen damit in ganz anderen Bereichen gesammelt haben (z. B. im Rahmen ihrer Arbeit mit jugendlichen Straftätern oder in der Bewährungshilfe).
- Wollen Sie sich allgemeine beraterische Fähigkeiten aneignen, die Sie in fast all Ihren Arbeitsbereichen anwenden können, oder fühlen Sie sich auf diesem Gebiet sicher und wollen diese Grundkenntnisse auch in weniger bekannten oder anspruchsvolleren Bereichen der Palliative Care einsetzen? Trifft Letzteres zu, sind Sie in einem Kurs über allgemeine beraterische Fähigkeiten wahrscheinlich fehl am Platz. Viele Hospize bieten Weiterbildungsprogramme an, die sich mit speziellen Aspekten der Pflege befassen, wie z. B. mit der psychosozialen Unterstützung von Kindern oder mit dem Umgang sexueller Bedürfnisse von PalliativpatientInnen.
- Streben Sie eine Tätigkeit als BeraterIn an oder wollen Sie die beraterischen Fähigkeiten in Ihrem derzeitigen Beruf anwenden? Kurse, in denen Sie sich als BeraterIn oder PsychotherapeutIn qualifizieren können, sind teuer und dauern meistens ziemlich lange, sie beschäftigen sich nicht nur mit Problemen aus dem Bereich der Gesundheitsfürsorge und sind abhängig von den komplexen (und sich häufig ändernden) Genehmigungsbedingungen nationaler Organisationen. Angesichts der mit diesen Ausbildungswegen verbundenen Schwierigkeiten und hohen Kosten sollten Sie sich vor Ihrer endgültigen Entscheidung von diesen Organisationen weiter beraten lassen und auch einschlägige Literatur lesen, z. B. *The Trainee Handbook: A Guide for Counselling and Psychotherapy Trainees* (Robert Bor und Mary Watts, 1999).

11.9 Merksätze

- Gesundheitsfachleute, die ihre Anwendung beraterischer Fähigkeiten beurteilen und weiterentwickeln wollen, sollten den Rückmeldungen von PatientInnen und Betreuungspersonen besondere Aufmerksamkeit schenken.
- Für die Entwicklung und Anwendung beraterischer Fähigkeiten ist nicht nur die einzelne Fachkraft verantwortlich, sondern die Organisation muss mit ihrer Kultur und ihren Strukturen einen entsprechenden Rahmen schaffen.
- Von besonderer Bedeutung für die Entwicklung beraterischer Fähigkeiten ist eine Reflexion der klinischen Praxis, die von einer kritischen, aber auch nachsichtigen Haltung gegenüber der eigenen Person geprägt ist.

- Klinische Supervision und/oder Diskussionen im Team, wie z. B. Gruppengespräche und multidisziplinäre Diskussionen, fördern eine reflexive Praxis.
- Es gibt viele Kurse, die beraterische Fähigkeiten vermitteln. Wählen Sie einen Kurs aus, der erfahrungszentrierte Arbeit ermöglicht und sich auch mit Inhalten befasst, die einen Bezug zur Palliative Care haben.
- Kurse, die allgemeine beraterische Fähigkeiten vermitteln, sind für Gesundheitsfachleute, die in der Palliative Care arbeiten, weniger geeignet. Besser sind Kurse, in denen spezielle beraterische Fähigkeiten von Gesundheitsfachleuten vermittelt werden. Bedenken Sie auch, wie Ihre weitere berufliche Entwicklung aussehen soll.

12 Schlussbetrachtung

Die Palliative Care ist im Vereinigten Königreich ein wichtiger und expandierender Bereich des Gesundheitswesens. Ihre Geschichte ist eng mit der Behandlung von Krebs verknüpft, doch auch PatientInnen, die an anderen schweren, fortschreitenden und unheilbaren Krankheiten leiden, können davon profitieren, dass die Palliative Care die subjektiven Erfahrungen der PatientInnen und ihre Lebensqualität in den Vordergrund stellt.

Die rapide Entwicklung der medizinisch orientierten Genetik hat zur Folge, dass es in Zukunft immer mehr Menschen geben wird, die wissen, dass sie, und vielleicht auch ihre Angehörigen, eine genetische Disposition zu ernsthaften Krankheiten haben. Es ist also damit zu rechnen, dass psychische Probleme in dem Maße zunehmen werden, wie die Medizintechnologie sich weiterentwickelt.

Wir bezweifeln, dass eine noch stärkere fachliche Spezialisierung der richtige Weg ist, um auf die emotionalen und psychischen Bedürfnisse der PatientInnen und Familien zu reagieren, die mit einer schweren Erkrankung leben müssen, aber wir sind sehr wohl überzeugt, dass in diesen Fällen eine spezielle Beratung angezeigt ist. Jede Begegnung mit Gesundheitsfachleuten kann sich positiv oder negativ auf einen Patienten auswirken. Die Identität eines Menschen wird durch seine Beziehungen zu anderen Menschen geprägt, und wenn Gesundheitsfachleute PatientInnen nur als Symptom oder Problem wahrnehmen, dann diskreditieren sie die PatientInnen und auch sich selbst.

Es geht nicht um die Frage, *ob* wir als Gesundheitsfachleute Gebrauch von unseren beraterischen und interpersonellen Fähigkeiten machen sollen – das ist selbstverständlich. Es geht vielmehr darum, wie gut oder schlecht wir diese Fähigkeiten anwenden. Die Konsequenz daraus ist, dass alle Gesundheitsfachleute in der Palliative Care Unterstützung brauchen, damit sie ihre beraterischen Fähigkeiten entwickeln und effektiv anwenden können. Für die ManagerInnen im Gesundheitswesen bedeutet dies, dass sie diese Aspekte der Pflege ernst nehmen und unterstützen müssen.

Im Mittelpunkt dieses Buches stehen bestimmte Fähigkeiten, deren Effizienz darauf beruht, dass Gesundheitsfachleute interpersonelle Begegnungen *interpretieren* und diese Interpretation zur Entscheidungsgrundlage für die Art der Unterstützung machen, die ein Patient braucht. Wir hoffen, dass unser Ansatz andere Texte, die beraterische Fähigkeiten eher formal von der «Mikroebene» aus betrachten, sinnvoll ergänzt, denn wir halten beide Ansätze für wichtig. Um einfühlsam auf PatientInnen reagieren zu können, müssen Gesundheitsfachleute fähig sein, sich selbst zu reflektieren und zu analysieren, und es hilft wenig, wenn sie sich gut in die Situation eines Patienten einfühlen können, aber nicht in der Lage sind, dies dem Patienten zu vermitteln und zur Feststellung seiner weiteren Bedürfnisse zu nutzen.

Es war unser Ziel, den Begriff «beraterische Fähigkeiten» zu entmystifizieren, und deshalb hoffen wir, dass die LeserInnen in unseren Empfehlungen und Kommentaren so etwas wie «gesunden Menschenverstand» und ein von mitmenschlicher Fürsorge und Hilfsbereitschaft geprägtes Anliegen erkennen. Allerdings kann dieses Ziel für unachtsame Gesundheitsfachleute auch zur Falle werden, denn wenn sie sich allein auf ihren gesunden Menschenverstand verlassen, nehmen sie die Unterschiede zwischen sich und den KlientInnen nicht mehr wahr.

Möglicherweise ist die Gefahr, in diese Falle zu tappen, bei BerufsanfängerInnen nicht so groß wie bei erfahrenen Gesundheitsfachleuten, weil diese sich aufgrund ihrer langjährigen Arbeit mit PatientInnen für so kompetent und qualifiziert halten, dass sie sich durch ihre Selbstzufriedenheit und Selbstsicherheit verleiten lassen, ihre Erfahrungen mit anderen PatientInnen zur Grundlage ihrer Unterstützung und praktischen Arbeit zu machen, anstatt individuell auf die Bedürfnisse der PatientInnen zu reagieren, die ihre Hilfe hier und jetzt brauchen.

Gesundheitsfachleute mit guten beraterischen Fähigkeiten sind in der Lage, auf die Rückmeldungen der PatientInnen zu achten und daraus zu lernen. Dies verbessert die evidenzbasierte Gesundheitsfürsorge insofern, als die Bedürfnisse der Gesundheitsfachleute in den Hintergrund gerückt werden, was wiederum den Gesundheitsfachleuten hilft, die Kluft zwischen Theorie und Praxis bei sich selbst besser wahrzunehmen. Wenn wir nur *glauben,* dass wir wissen, was wir tun müssen, wie können wir dann sicher sein, dass unsere Arbeit nicht von Tradition und Routine bestimmt wird, anstatt von den individuellen Bedürfnissen der PatientInnen? Und wie sind Situationen zu erklären, in denen wir zwar verstehen, was der Patient braucht, aber nicht entsprechend reagieren?

Es war uns wichtig zu zeigen, dass gute beraterische Fähigkeiten aus dem gezielten Einsatz der therapeutischen Beziehung erwachsen. Dieser Einsatz erfordert von den Gesundheitsfachleuten auf der einen Seite die Fähigkeit zur Selbstreflexion und auf der anderen Seite die Fähigkeit zur einfühlsamen Betrachtung der Lebensumstände und der psychischen und emotionalen Erfahrungen des Patienten. Diese Fähigkeiten halten wir für wichtiger als die «genaue Kenntnis» bestimmter Frage- oder Antwortsequenzen, auch wenn es richtig ist, dass manche Formulierungen leichter verständlich sind als andere.

Wir haben bereits darauf hingewiesen, dass eine bewusste Selbstwahrnehmung, d. h. die Fähigkeit zur Selbstreflexion, eine der wichtigsten beraterischen Fähigkeiten darstellt. Reflexion befähigt die Gesundheitsfachleute zur Hypothesenbildung über die Bedeutung ausgesprochener und unausgesprochener Gedanken. Sie sensibilisiert sie nicht nur für die pflegerischen Belange der PatientInnen und ihrer Angehörigen, sondern sie macht ihnen auch bewusst, wo ihre eigenen Bedürfnisse liegen. Selbstreflexion ist unverzichtbar für den Erhalt unserer Gesundheit in einem anspruchsvollen Beruf, denn wenn wir gut mit anderen umgehen wollen, müssen wir auch gut mit uns selbst umgehen.

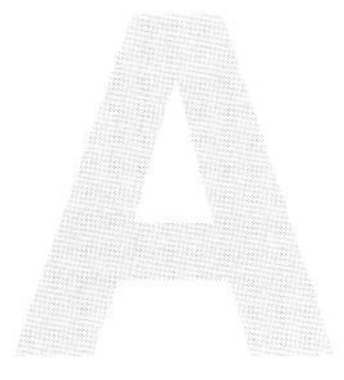

Die Arbeit mit einem Familiengenogramm

Wir haben in diesem Buch immer wieder darauf hingewiesen, wie wichtig es ist, dass Gesundheitsfachleute die PatientInnen, mit denen sie arbeiten, als ganze Menschen und nicht als Problem wahrnehmen. Daraus folgt, dass sie die Familie der PatientInnen und wichtige Bezugspersonen innerhalb des sozialen Netzes in ihre Arbeit einbeziehen müssen und nicht so tun dürfen, als stünde der Patient außerhalb des sozialen Kontextes.

Die genaue Kenntnis des familiären Kontextes ist in vielerlei Hinsicht von Vorteil:

- Die Krankheit eines Patienten kann die ihm nahestehenden Menschen sehr belasten, und deshalb müssen Gesundheitsfachleute einschätzen können, welche Unterstützung die Familienangehörigen und enge FreundInnen des Patienten brauchen.
- Die Einschätzung gibt Aufschluss darüber, welchen Teil der Pflege die Familienangehörigen übernehmen können, ohne dass sie in unzumutbarer Weise belastet oder benachteiligt werden.
- Durch die genaue Kenntnis aktueller und vergangener Ereignisse und Beziehungsstrukturen in der Familie können Gesundheitsfachleute besser einschätzen, was die Krankheit und die Symptome in psychischer und emotionaler Hinsicht für den Patienten bedeuten.
- Chronologische Aufzeichnungen über den Umgang mit Krankheiten erleichtern die Hypothesenbildung im Hinblick auf die Einstellungen und Bewältigungsstrategien, die Aufschluss darüber geben, wie der Patient und seine Angehörigen mit der Krankheit umgehen (Seaburn et al., 1992).
- Gesundheitsfachleute, die Interesse an der Familie des Patienten bekunden, haben es leichter, mit dem Patienten in Beziehung zu treten und ihm ihre Wertschätzung zu zeigen, was ihnen die Möglichkeit gibt, auf Aspekte seines Lebens einzugehen, die nichts mit der Krankheit zu tun haben.

Die Bedeutung von Verlusten ist abhängig vom Lebenszyklus einer Familie

Wie sich mit einer schweren Krankheit oder mit einem Todesfall zusammenhängende Verluste auf einen Patienten und seine Familie auswirken, lässt sich leichter feststellen, wenn man sich klarmacht, dass die Bedeutung von Verlusten sich in Abhängigkeit von der Entwicklungsphase des Einzelnen/der Familie oder der Phase des «familiären Lebenszyklus» verändert (Carter und McGoldrick, 1999). Es ist ein großer Unterschied, ob eine Betreuungsperson neben der Pflege ihres unheilbar kranken Partners auch noch einen altersverwirrten Elternteil versorgen muss oder ob sie noch relativ junge und leistungsfähige Eltern hat, die sie unterstützen können.

Der Umgang mit einem Verlust durch Krankheit oder Tod ist für Familien besonders schwer in Zeiten, in denen noch andere Veränderungen anstehen oder gerade stattgefunden haben. Ein Beispiel: Ein Elternteil erkrankt an Krebs, während die fast erwachsenen Kinder im Begriff sind, das Haus zu verlassen, oder während es aufgrund von Spannungen in der Ehe zur Scheidung kommt oder während ein anderes Familienmitglied ebenfalls erkrankt. Manchmal kann auch Familienzuwachs (z. B. durch Heirat, Geburt oder Adoption) vor dem Hintergrund einer schweren Krankheit zum Problem werden.

Eine Familie muss viel Energie und Planung investieren, um «Einschnitte» zu verkraften, die die Familienstruktur verändern. Eine schwere Krankheit kann jedoch schon so viel Energie und Aufmerksamkeit in Anspruch nehmen, dass die für andere familiäre Ereignisse erforderlichen Planungen völlig zum Erliegen kommen. Ist eine Familie nicht in der Lage, ihre Energie und Aufmerksamkeit auf die «normalen» familiären Belange und auf die Pflege der erkrankten Person zu verteilen, kommt es meistens zu erheblichen Spannungen und Frustrationen, und es entsteht der Eindruck, als sei ein normales Familienleben nicht mehr möglich.

Wenn es gelingt, PatientInnen und Familien zu motivieren, «normale» familiäre Ereignisse wieder zu besprechen und zu planen, lassen sich die durch eine Krankheit verursachten Verluste weitgehend ausgleichen. Dies gilt insbesondere dann, wenn die Gespräche mit anderen Fachleuten sich nur um die Krankheit und um die Organisation der Pflege drehen und das Leben, das dem Patienten zusammen mit seiner Familie noch verbleibt, ausgeklammert wird.

Die Arbeit mit einem Familiengenogramm konzentriert sich auf die Familie als System

Einige Palliativstationen arbeiten mittlerweile mit Genogrammen, die den Patienten in seinem familiären Kontext in den Mittelpunkt rücken. Ein Genogramm ist eine Art «Familienstammbaum», der Aufschluss über die Familienstruktur, familiäre Beziehungen und wichtige Daten und Ereignisse gibt (McGoldrick und Gerson, 1985). Solche Informationen lassen sich natürlich auch anders darstellen, aber Genogramme

- geben einen Gesamtüberblick und lassen sich deshalb «mit einem Blick» erfassen
- erleichtern das Erkennen von familiären Mustern, besonders in Kombination mit einer «Zeitachse», die wichtige Zeitpunkte und «Koinzidenzen» von Ereignissen verbindet
- lassen sich leicht durch neue Daten erweitern und ergänzen und sind somit ein wertvolles Dokument für die Arbeit des Teams
- sind aufgrund ihrer Ähnlichkeit mit einem Familienstammbaum für PatientInnen und Angehörige leicht verständlich und animieren daher zu Gesprächen und Diskussionen über Wahrnehmungen, die mit Krankheiten zusammenhängen.

Die Erstellung eines Familiengenogramms mit einem Patienten und/oder Angehörigen

- Verzichten Sie auf Fachausdrücke. Bezeichnen Sie das Genogramm als Familienstammbaum.
- Erklären Sie, weshalb Sie sich für die Familie interessieren und wozu die Informationen dienen.
- Fangen Sie mit einfachen Dingen an. Fragen Sie zuerst nach Fakten, z. B. nach Daten, Namen und Orten (z. B.: Wer wurde wann und wo geboren? Wer starb wann und woran?). Erkundigen Sie sich nicht nur nach lebenden Familienmitgliedern, sondern stellen Sie auch Fragen zu verstorbenen Familienangehörigen und notieren Sie die Informationen.

Die Erstellung eines Genogramms mit Hilfe des Patienten erfordert, wie jede andere Interaktion in der Pflege, viel Fingerspitzengefühl. Beobachten Sie ständig die Gefühlsäußerungen und Reaktionen des Patienten, bevor Sie mit der Befragung fortfahren. Die Erstellung des Genogramms lässt sich gegebenenfalls auch auf mehrere Sitzungen verteilen, denn es handelt sich hier nicht um einen «zeitlich begrenzten Test», der in einer Sitzung fertig werden muss.

Es kommt nicht so sehr darauf an, möglichst viele Informationen zu bekommen; wichtiger ist es, mit dem Patienten und seiner Familie in Beziehung zu treten und diese Menschen immer besser zu verstehen. Gibt der Patient zu erkennen, dass es Dinge gibt, über die er nur *ungern* spricht, sollte er nicht gedrängt werden, etwas preiszugeben, das er lieber für sich behalten möchte.

Während der Vervollständigung des Genogramms sollten Sie sich nach der Bedeutung einzelner Ereignisse und nach Veränderungen erkundigen, die innerhalb der familiären Beziehungen im Laufe der Zeit oder durch das Auftreten von Krankheiten stattgefunden haben.

- Bitten Sie den Patienten, mit eigenen Worten zu berichten, so als würde er eine Geschichte erzählen. Vermeiden Sie geschlossene Fragen, die nur auf kurze Antworten abzielen.
- Erkundigen Sie sich bei PatientInnen mit einem/einer PartnerIn nach beiden Familien.
- Holen Sie Informationen über mindestens drei Generationen ein. So können überdauernde Muster und Einstellungen der Familie im Hinblick auf den Umgang mit Krankheiten leichter erfasst werden.
- Danken Sie dem Patienten für seine Hilfe.

Fragen, die für die Arbeit mit einem Familiengenogramm wichtig sind

1. Welche Krankheiten sind in der Vergangenheit in dieser Familie aufgetreten? Welche Bewältigungsstrategien wurden eingesetzt und wie effektiv waren sie?
2. Braucht die Familie Unterstützung, um die Belastungen der aktuellen Krankheit wahrzunehmen oder um Strategien, die bei ähnlichen Krankheiten erfolgreich waren, wieder zu aktivieren und anzuwenden?

Personen

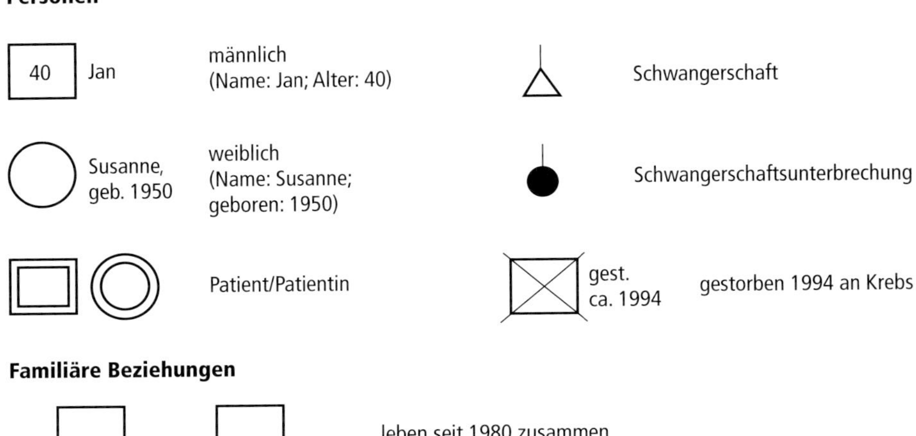

Familiäre Beziehungen

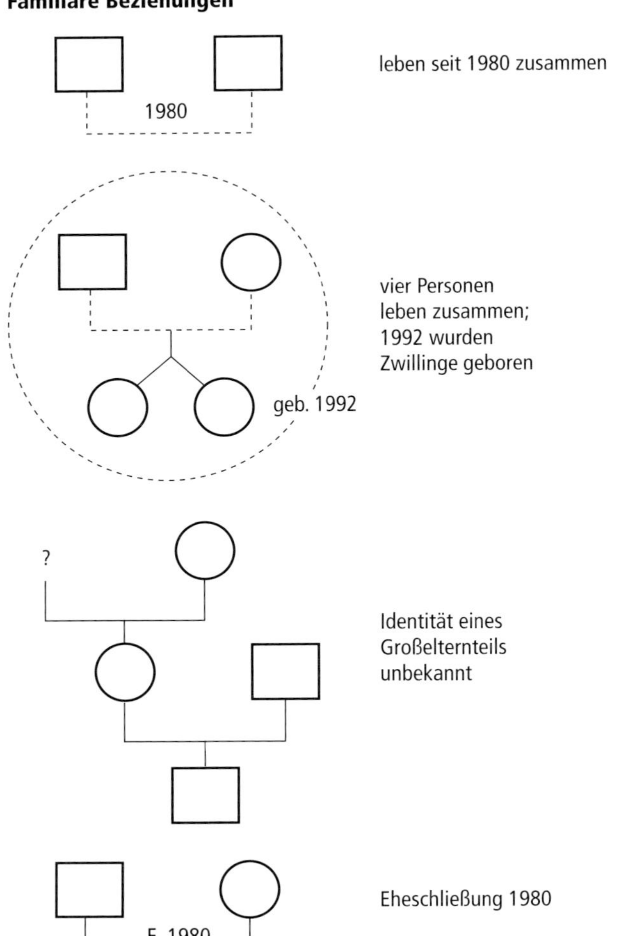

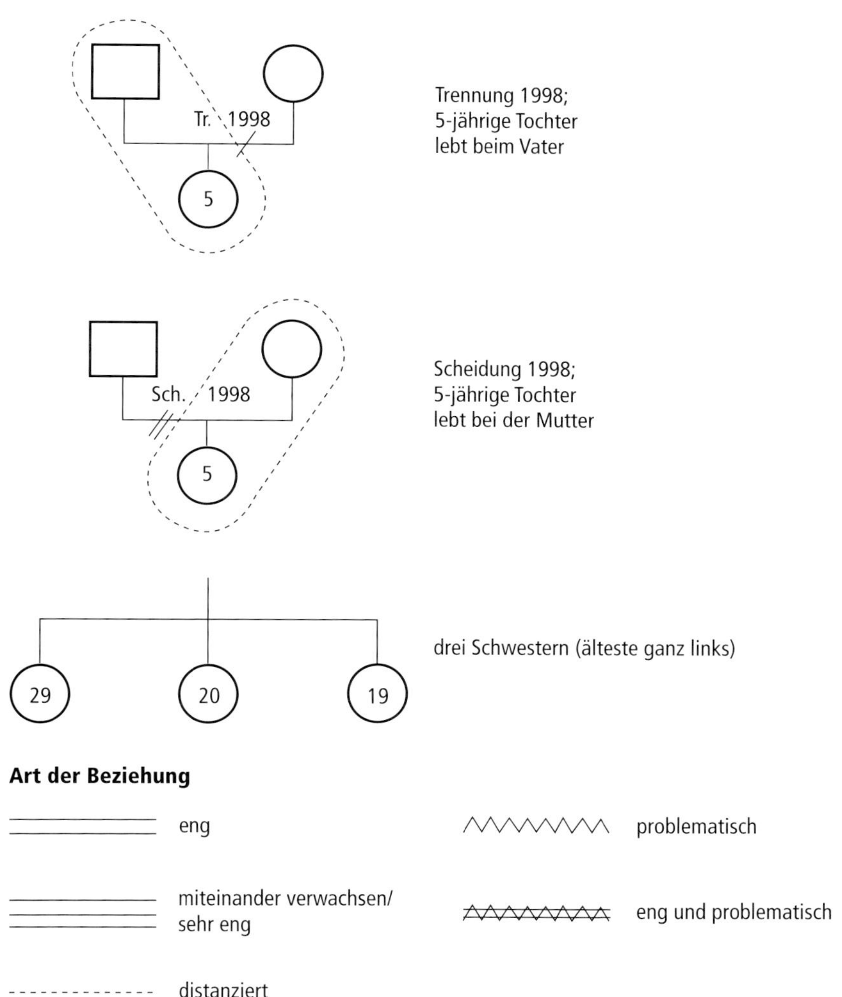

Abbildung A-1: Die Symbole des Genogramms.

3. Hatten die Familienmitglieder in der Vergangenheit Kontakt zu Gesundheitsfachleuten? Inwieweit werden die Erwartungen der Familienmitglieder an die sie jetzt behandelnden Gesundheitsfachleute von diesen Kontakten beeinflusst?
4. Gibt es gegenwärtig noch andere Veränderungen (z. B. Scheidungen, Entlassungen, eine Schwangerschaft) und/oder gesundheitliche Probleme in der Familie, die dem Patienten zusätzlich Sorgen bereiten oder darauf hindeuten, dass die Familie kaum über Ressourcen zur Bewältigung der Probleme verfügt?
5. Wer wird nach dem Tod des Patienten am meisten isoliert sein oder leiden? Wie ist die Familie in der Vergangenheit mit Todesfällen umgegangen?
6. Bei Paaren muss stets berücksichtigt werden, inwieweit die *unterschiedlichen* Familiengeschichten die Einstellung der Partner gegenüber der Krankheit und ihre Fähigkeit, sich über den Umgang mit der Krankheit zu verständigen, beeinflussen. (War das Paar vorher schon einmal in einer solchen Situation?)
7. Inwieweit beeinflusst der kulturelle und religiöse Hintergrund der Familie die pflegerische Arbeit, die die Gesundheitsfachleute leisten müssen?
8. Gibt es Menschen, die zwar sehr wichtig für den Patienten sind, im Genogramm aber nicht erscheinen? (Solche Dinge sind von großer Bedeutung, wenn es darum geht, schwule, lesbische und andere «nicht-konventionelle» Beziehungen in angemessener Form zu akzeptieren und anzuerkennen. Fragen nach «familiären» Beziehungen werden von PatientInnen, Gesundheitsfachleuten oder auch von beiden oft zu wörtlich verstanden.)

Die Auswertung des in **Abbildung A-2** dargestellten Familiengenogramms wirft folgende Fragen auf:

- Wie wirken sich die zahlreichen Verluste und die mit den verschiedenen betreuerischen Aufgaben verbundenen Belastungen auf Sarah aus?
- Welche gesundheitlichen Ratschläge könnten Ellie und Gella gegeben werden?
- Inwieweit werden Jakobs Erwartungen, was seine Krebserkrankung betrifft, von der Krankheitswahrnehmung seines Vaters beeinflusst?
- Wie könnte der Kontakt zwischen Werner und Jakob einfühlsam hergestellt werden?

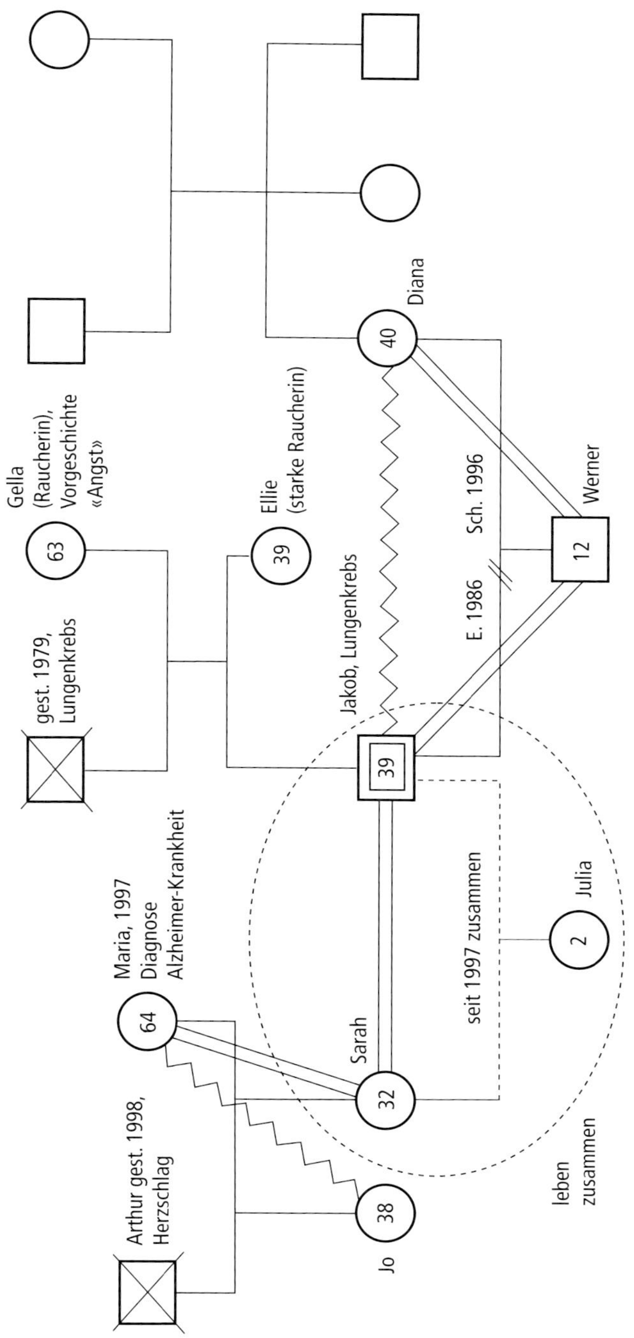

Abbildung A-2: Beispiel für ein Familiengenogramm.

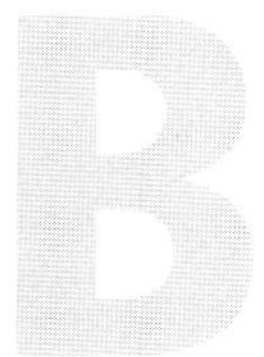

Kontaktadressen und Hilfsorganisationen

Deutschland

Christophorus Hospiz Verein e.V.: http://www.chv.org/

Bundesarbeitsgemeinschaft Hospiz
zur Förderung von ambulanten, teilstationären und stationären Hospizen und Palliativmedizin e.V.
Am Weiherhof 23
52382 Niederzier
Telefon: +49 (0)2428 802937
E-Mail: bag.hospiz@hospiz.net
http://www.hospiz.net/

Deutsche Gesellschaft für Palliativmedizin: http://www.dgpalliativmedizin.de/

Union Hilfswerk
Zentrale Anlaufstelle Hospiz
Kopenhagener Str. 29
13407 Berlin
Telefon: +49 (0)3040 711113
E-Mail: post@hospiz-aktuell.de

Hospizführer Deutschland: http://www.hospizfuehrer.de/

Österreich

Österreichische Palliativgesellschaft (OPG)
c/o Dr. Franz Zdrahal
Abrechtskreithgasse 19–21
1160 Wien
Telefon: +43 (0)1 804 22 21
E-Mail: opg-sek@palliativ.at
http://www.palliativ.at/

Hospiz Österreich
Müllnergasse 16 Ecke Pramerg
1090 Wien
Telefon: +43 (0)1 803 98 68
E-Mail: dachverband@hospiz.at
http://www.hospiz.at

Hospiz- und Palliativführer Österreich
Herausgegeben vom Bundespressedienst Wien
Ballhausplatz 2
1014 Wien

Schweiz
Arbeitsgemeinschaft Elisabeth Kübler-Ross
Elektronisches Verzeichnis aller Hospize und Palliativeinrichtungen in der Schweiz:
http://www.hospiz.org

palliative.ch
Schweizerische Gesellschaft für Palliative Medizin, Pflege und Begleitung (SGPMP)
Dörflistr. 50
8054 Zürich
Telefon: +41 (0)44 240 16 21
E-Mail: info@palliative.ch
www.palliative.ch/ mit Link zu allen Sektionen

Palliative Care Directory:
http://www.palliative.ch/uni_pdf/palliative_care_directory_2008.pdf

Schweizerische Krebsliga: http://www.swisscancer.ch

Literaturverzeichnis englische Titel

Altschuler, J. (1997) *Working with Chronic Illness.* Basingstoke: Macmillan.

Anon. (1991) *Mud and Stars.* Report of a Working Party on the Impact of Hospice Experience on the Church's Ministry of Healing. Oxford: Sobell Publications.

Barry, P. D. (1996) *Psychosocial Nursing: Care of Physically Ill Patients and Their Families.* Philadelphia, PA: Lippincott.

Benner, P; Wrubel, J. (1989) *The Primacy of Caring: Stress and Coping in Health and Illness.* Menlo Park, CA: Addison-Wesley.

Biswas, B. (1993) The medicalization of dying: a nurse's view, in: D. Clark (ed.) *The Future of Palliative Care.* Buckingham: Open University Press.

Bond, M.; Holland, S. (1998) *Skills of Clinical Supervision for Nurses.* Buckingham: Open University Press.

Bor, R; Watts, M. (eds) (1999) *The Trainee Handbook: A Guide for Counselling and Psychotherapy Trainees.* London: Sage.

Bor, R.; Miller, R.; Latz, M.; Salt, H. (1998) *Counselling in Health Care Settings.* London and New York: Cassell.

Bright, R. (1998) *Grief and Powerlessness: Helping People Regain Control of Their Life.* London: Jessica Kingsley.

Burnham, J. (1986) *Familiy Therapy: First Steps towards a Systemic Approach.* London and New York: Routledge.

Burton, M.; Watson, M. (1998) *Counselling People with Cancer.* London: Wiley.

Carter, B.; McGoldrick, M. (eds) (1999) *The Extended Family Life-Cycle,* 3rd edn. New York: Gardiner Press.

Cecchin, G. (1987) Hypnothesising, circularity and neutrality revisited: an invitation to curiosity, *Family Process,* 26: 405–13.

Corby, B. (1993) *Child Abuse: Towards a Knowledge Base.* Buckingham: Open University Press.

Davy, J. (1999) A biopsychosocial approach to counselling in primary care, in: R. Bor, D. McCann (eds) *The Practice of Counselling in Primary Care.* London: Sage.

de Shazer, S. (1984) The death of resistance, *Family Process,* 23: 11–17.

Dickenson, D.; Johnson, M. (1993) *Death, Dying and Bereavement.* London: Sage.

Ellis, S. (1997) Research and development: patient and professional centred care in the hospice, *International Journal of Palliative Nursing,* 3 (4): 197–202.

Faulkner, A.; Maguire, P. (1994) *Talking to Cancer Patients and Their Relatives.* Oxford: Oxford Medical Publications.

Fredman, G. (1997) *Death Talk: Conversations with Children and Families.* London: Karnac.

George, E.; Iveson, C.; Ratner, H. (1990) *Problem to Solution: Brief Therapy with Individuals and Families.* London: BT Press.

Gupta, P. (1994) Images of childhood and theories of devolpment, in: J. Oates (eds) *The Foundations of Child Devolpment.* Buckingham: Open University Press.

Hargreaves, J. (1997) Using patients: exploring the ethical dimension of reflective practice in nurse education, *Journal of Advanced Nursing,* 25 (2): 223–8.

Hawkins, P.; Shohet, R. (1989) *Supervision in the Helping Professions.* Milton Keynes: Open University Press.

Herbert, M. (1996) *Supporting Bereaved and Dying Children and Their Parents.* Leicester: BPS Books.

Imber-Black, E.; Roberts, J.; Whiting, R. (eds) (1988) *Rituals in Families and Family Therapy.* New York: Norton.

Johns, C. (1995) Framing learning through reflection within Carper's fundamental ways of knowing in nursing, *Journal of Advanced Nursing,* 22 (2): 226–34.

Johns, C. (1998) Opening the doors of perception, in: C. Johns; D. Freshwater (eds) *Transforming Nursing through Reflective Practice.* Oxford: Blackwell.

Jones, E. (1993) *Family Systems Therapy: Developments in the Milan-Systemic Therapies.* Chichester: Wiley.

Judd, D. (1989) *Give Sorrow Words: Working with a Dying Child.* London: Free Association Books.

Kearney, A. (1996) *Mortally Wounded: Stories of Soul Pain, Death and Healing.* Dublin: Marino.

Kleinman, A. (1988) *The Illness Narratives: Suffering, Healing and the Human Condition.* New York: Basic Books.

Lawler, J. (1991) *Behind the Screens: Nursing, Somology and the Problem of the Body.* Singapore: Churchill Livingstone.

Lazarus, R. S.; Folkman, S. (1984) *Stress, Appraisal, and Coping.* New York: Spinger Publications.

Lederberg, M. (1990) Psychological problems of staff and their management, in: J. Holland; J. Rowland (eds) *Handbook of Psychooncology.* Oxford: Oxford Medical Press.

Lemma, A. (1997) *An Introduction to Psychopathology.* Chichester: Wiley.

Lewis, C. S. (1966) *A Grief Observed.* London: Faber

MacElveen-Hoehn, P. (1985) Sexual assessment and counselling, *Seminars in Oncology Nursing,* 1 (1): 69–75.

Maslach, C. (1981) *Burnout: The Cost of Caring.* Englewood Cliffs, NJ: Prentice Hall.

McGoldrick, M.; Gerson, R. (1985) *Genograms in Family Assessment.* New York: Basic Books.

Menzies Lyth, I. (1988) [1957] The functioning of social systems as a defence against anxiety, in: I. Menzies Lyth, *Containing Anxiety in Institutions: Selected Essays.* London: Free Associations Books.

Miller, S. D.; Duncan, B. L.; Hubble, M. A. (1997) *Escape from Babel: Toward a Unifying Language for Psychotherapy Practice.* London: Norton.

Mooney, B. (1992) *Perspectives for Living: Conversations on Bereavement and Love.* London: John Murray.

Moore, O. (1996) *Person With AIDS: Looking Aids in the Face.* London: Picador.

NCHSPCS (1993) *Key Ethical Issues in Palliative Care: Evidence to the House of Lords Select Committee on Medical Ethics.* London: National Council for Hospice and Specialist Palliative Care Services.

NCHSPCS (1995) *Specialist Palliative Care: A Statement of Definitions.* London: National Council for Hospice and Specialist Palliative Care Services.

NCHSPCS (1997) *Voluntary Euthanasia: The Council's View.* London: National Council for Hospice and Specialist Palliative Care Services.

Nordman, T.; Kasen, A.; Eriksson, K. (1998) Reflective practice: a way to the patients's world and Caring, the core of nursing, in: C. Johns; D. Freshwater (eds) *Transforming Nursing through Reflective Practice.* Oxford: Blackwell Science.

Nuland, S. B. (1993) *How We Die.* London: Chatto and Windus.

Oarjesm, C. M.; Relf, M.; Couldrick, A. (1996) *Counselling in Terminal Care and Bereavement.* Leicester: BPS.

O'Berle, K.; Davies, B. (1990) Dimensions of the supportive role of the nurse in palliative care, *Oncology Nursing Forum,* 17: 87–94.

O'Berle, K.; Davies, B. (1992) Support and caring: exploring the concepts, *Oncology Nursing Forum,* 19 (5): 763–767.

Obholzer, A.; Roberts, V. (1994) *The Unconscious at Work: Individual and Organisational Stress in the Human Services.* London: Routledge.

van Ooijen, E. (1996) Learning to approach patient's sexuality as part of holistic care, *Nursing Times,* 92 (36): 4 September.

Parkes, C. M.; Hinde, J. (1982) *The Place of Attachment in Human Behaviour.* London: Tavistock Publications.

Parkes, C. M.; Relf, M. and Couldrick, A. (1996) *Counselling in Terminal Care and Bereavement.* Leicester: BPS.

Price, B. (1995) Assessing altered body image, *Journal of Psychiatric and Mental Health Nursing,* 2: 169–75.

Riches, G.; Dawson, P. (2000) *An Intimate Loneliness: Supporting Bereaved Parents and Siblings.* Buckingham: Open University Press.

Rogers, C. R. (1957) The necessary and sufficient conditions of therapeutic personality change, *Journal of Consulting Psychology,* 21: 95–103.

Rolland, J. (1994) *Families, Illness and Disability.* New York: Basic Books.

Russel, G.; Hersov, L. (1983) *Handbook of Psychiatry,* 4: 205–6. Cambridge: Cambridge University Press.

Salter, M. (1997) *Altered Body Image:* The Nurse's Role. London: Bailliere Tindall.

Seaburn, D.; Lorenz, A., Kaplan, D. (1992) The transgenerational development of chronic illness meanings, *Family Systems Medicine,* 10: 385–95.

Speck, P. (1996) Unconscious communication, *Palliative Medicine,* 10: 273–4.

Stedeford, A. (1994) *Facing Death: Patients, Families and Professionals.* Oxford: Sobell Publications.

Stroebe, M. S.; Stroebe, W.; Hanson, R. O. (1992) *Handbook of Bereavement: Theory, Research and Intervention.* Cambridge: Cambridge University Press.

Stroebe, W.; Stroebe, M. S. (1995) *Social Psychology and Health.* Buckingham: Open University Press.

Tebbitt, P. (1999) *Palliative Care 2000: Commissioning through Partnership.* Northamptonshire: National Council for Hospice and Specialist Palliative Care Services.

Tschudin, V. (1987) *Counselling Skills for Nurses,* 2nd edn. London: Bailliere Tindall.

Walter, T. (2000) *On Bereavement: The Culture of Grief.* Buckingham: Open University Press.

White, M. (1989) *The Externalising of the Problem,* Dulwich Centre Newsletter, Special edn.

Woodruff, R. (1997) *Cancer Pain.* Victoria: Asperula.

Woolfe, R.; Dryden, W. (1996) *Handbook of Counselling Psychology.* London: Sage.

Wright, L.; Watson, W.; Bell, J. (1996) *Beliefs: The Heart of Healing in Families and Illness.* New York: Basic Books.

Yalom, I. D. (1989) *Love's Executioner and Other Tales of Psychotherapy.* London: Penguin.

Literaturverzeichnis deutsche Titel

Arend, A.; van der Gastmans, Ch.: Ethik für Pflegende. Verlag Hans Huber, Bern 1996.

Benner, P.: Stufen zur Pflegekompetenz. Verlag Hans Huber, Bern 1994.

Bischof, H. P.; Heimerl, K.; Heller, A. (Hrsg.): Für alle, die es brauchen. Lambertus, Freiburg i. Br. 2002.

Buckingham, R.: Hospiz: Sterbende menschlich begleiten. Herder, Freiburg, Basel, Wien 1993.

Friedemann, M.-L.; Köhlen, Ch.: Familien- und umweltbezogene Pflege. Verlag Hans Huber, Bern, 2. Auflage 2003.

Gehring, M.; Kean, S.; Hackmann, M.; Büscher, A. (Hrsg.): Familienbezogene Pflege. Verlag Hans Huber, Bern 2001.

Heimerl, K.; Heller, A. (Hrsg.): Kultur des Sterbens. Bedingungen für das Lebensende gestalten. Lambertus, Freiburg i.Br. 2000.

Heimerl, K.; Heller, A. (Hrsg.): Eine große Vision in kleinen Schritten. Aus Modellen der Hospiz- und Palliativbetreuung lernen. Lambertus, Freiburg i.Br. 2001.

Heller, A.; Heimerl, K.; Husebo, S. (Hrsg.): Wenn nichts mehr zu machen ist, ist noch viel zu tun. Lambertus, Freiburg i. Br. 2000.

Henkelmann: Palliative Pflegeüberleitung. Koordinierte Pflege von Menschen mit terminalen Erkrankungen. Verlag Hans Huber, Bern 2010.

Hennezel de, M.: Den Tod erleben. Bastei Lübbe, Bergisch Gladbach 2000.

Höfler, A.: Die Geschichte der Hospizbewegung in Österreich. IFF, Wien 2001.

Husebo, S.; Klaschik, E.: Palliativmedizin. Springer, Berlin, Heidelberg, New York 2003.

Käppeli, S. (Hrsg.): Pflegekonzepte Band 1. Verlag Hans Huber, Bern 1998.

Käppeli, S. (Hrsg.): Pflegekonzepte Band 2. Verlag Hans Huber, Bern 1999.

Knipping, C. (Hrsg.): Lehrbuch Palliative Care. Verlag Hans Huber, Bern 2006.

Kostrzewa, S., Gerhard, C.: Hospizliche Altenpflege. Palliative Versorgungskonzepte in Altenheimen entwickeln, etablieren und evaluieren. Verlag Hans Huber, Bern 2010.

Kostrzewa, S: Palliative Pflege von Menschen mit Demenz. 2. vollst. überarb. und erw. Auflage. Verlag Hans Huber, Bern 2010.

Kostrzewa, S., Kutzner, M.: Was wir noch tun können! Basale Stimulation in der Sterbebegleitung. 4. überarbeitete und ergänzte Auflage. Verlag Hans Huber, Bern 2010.

Löser, A.: Wenn Krebspatienten Fragen stellen. Was Pflegekräfte und Betroffene wissen müssen. Schlütersche, Hannover 2002.

McGoldrick, M.; Gerson, A.: Genogramme in der Familienberatung. Verlag Hans Huber, Bern, 2. Auflage 2005.

Mettner, M.: Wie menschenwürdig sterben? Zur Debatte um die Sterbehilfe und zur Praxis der Sterbebegleitung. Paz NZZ Buchverlag, Zürich 2000.

Müller, M.; Schnegg, M.: Unwiederbringlich – Vom Sinn der Trauer. Herder Spektrum, Freiburg i. Br. 2. Auflage 2001.

Neuberger, J.: Sterbende unterschiedlicher Glaubensrichtungen pflegen. 2. vollst. überarb. u. erg. Aufl. Verlag Hans Huber, Bern 2009.

Pleschberger, S.; Heimerl, K.; Wild, M. (Hrsg.): Palliativpflege. Grundlagen für Praxis und Unterricht. Facultas, Wien 2003.

Rest, F.: Sterbebegleitung statt Sterbehilfe. Damit das Leben auch im Sterben lebenswert bleibt. Herder, Freiburg, Basel, Wien 1997.
Student, J.: Das Recht auf den eigenen Tod. Patmos, Düsseldorf 1996.
Tausch-Flammer, D.: Die letzten Tage. Leben und Sterben im Hospiz. Kreuz, Stuttgart 1999.
Wierz, V.; Kuhlenkamp, A.: Pflege von Menschen mit HIV-Infektionen und Aids. Verlag Hans Huber, Bern 1997.

Internetadressen

Seminarangebote

http://www.home-care-akademie.de
http://www.hospiz-akademie-essen.com
http://www.uni-klu.ac.at/pallorg
http://www.kardinal-koenig-haus.at/
http://www.palliativecare-beratungen.ch/
http://www.palliativkurse.com/
http://www.palliativ-support.ch
http://www.pflegestudium.de/
http://www.swisscancer.ch
http://www.swisshospice.ch
http://www.weiterbildung-palliative.ch
http://www.weiterbildung.uni-bremen.de/

Beratung & Patientenverfügung

http://www.caritas.ch/
http://www.dialog-ethik.ch/
http://www.hospiz-aktuell.de
http://www.krebsliga.ch.de/leben_mit_krebs/alltag/patientenverfügung
http://www.palliativecare-beratungen.ch/
http://www.palliativ-support.ch
http://www.onko-plus.ch
http://www.srk-zuerich.ch/patientenverfügung
http://www.swisshospice.ch

weiterführende Informationen

http://www.ahop.at/
http://www.caritas-wien.at/
http://www.come.to/trauer/
http://www.dgpalliativmedizin.de/
http://www.eapcnet.org/
http://www.hospiz.at/
http://www.hospiz.org/
http://www.hospiz-und-palliativmedizin.de/
http://www.hospiz-verein-bergstrasse.de/
http://www.krebsinformation.de/
http://www.krebsnetzwerk.de/
http://www.palliativ.at/
http://www.palliative.ch/
http://www.palliativecare.bbraun.de/
http://www.pallnetz.ch/

Broschüren

Unheilbar krank – und jetzt? Informationsbroschüre über Palliative Care.
www.bag.admin.ch/palliativecare

Palliative Care Medizinisch-ethische Richtlinien und Empfehlungen.
http://www.samw.ch/de/Ethik/Richtlinien/Aktuell-gueltige-Richtlinien.html

PD Dr. med. Markus Felder et al. Schmerzmanagement beim älteren Menschen. Besonderheiten und praktische Empfehlungen. Herausgegeben durch Mundipharma Medical Company, Zweigniederlassung Basel, St. Alban-Rheinweg 74, CH-4052 Basel.
www.mundipharma.ch

Die letzten Tage und Stunden. Palliative Care für Schwerkranke und Sterbende.
http://www.hospiz-horn.de/pdf_broschueren/sterben_eines_menschen.pdf

Sachwortverzeichnis

Anzeigen